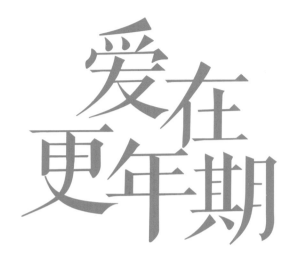

爱在更年期

白文佩　陈海霞　罗　蕾

主　编

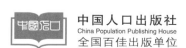

中国人口出版社
China Population Publishing House
全国百佳出版单位

图书在版编目（CIP）数据

爱在更年期 / 白文佩，陈海霞，罗蕾主编 . -- 北京：中国人口出版社，2022.9

ISBN 978-7-5101-6993-9

Ⅰ.①爱… Ⅱ.①白…②陈…③罗… Ⅲ.①女性—更年期—保健 Ⅳ.① R711.75

中国版本图书馆 CIP 数据核字（2022）第 125194 号

爱在更年期
AI ZAI GENGNIANQI

白文佩　陈海霞　罗　蕾　主编

责 任 编 辑	刘继娟
策 划 编 辑	刘继娟
装 帧 设 计	华兴嘉誉
插 画 绘 制	张秋霞　万　艺
责 任 印 制	任伟英　王艳如
出 版 发 行	中国人口出版社
印　　　 刷	北京柏力行彩印有限公司
开　　　 本	880毫米 ×1230毫米　1/32
印　　　 张	4.5
字　　　 数	73.5 千字
版　　　 次	2022 年 9 月第 1 版
印　　　 次	2022 年 9 月第 1 次印刷
书　　　 号	ISBN 978-7-5101-6993-9
定　　　 价	39.80 元

网　　　 址	www.rkcbs.com.cn
电 子 信 箱	rkcbs@126.com
总编室电话	（010）83519392
发行部电话	（010）83510481
传　　　 真	（010）83538190
地　　　 址	北京市西城区广安门南街 80 号中加大厦
邮 政 编 码	100054

编委会

主编：白文佩　陈海霞　罗　蕾

编委：毛乐乐　王子君　王小雪　陈明皇

　　　高帅英　杨慕坤　唐　雪

前言
Foreword

　　更年期是指女性从生育期向老年期过渡的一段时期，是卵巢功能逐渐衰退的时期。您可能不愿意接受自己进入更年期的事实，但实际上更年期综合征已经悄然出现，并且影响着您的工作和生活，时常给您带来诸多困扰。

　　近些年来，更年期保健已成为备受关注的问题，但是怎么能够把这样一个既"敏感""羞涩"却又"不可或缺"的话题用通俗易懂的方式表达出来，走进您的生活，让您能够清清楚楚地了解自己，切切实实地从中获益呢？这是一道难题。我们的作者团队非常精心地设计了这本书，素材全部来源于我们数十年的临床工作，问题都是您特别关心的，答案已经在书中详尽阐释。

　　这本书的语言描述方式是您轻而易举就能理解的，避免了教科书式的说教和晦涩的表达，同时配以生动形象的图画，穿插了一个个小故事及生活场景。您一定能够从自

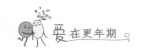

身的角度去深刻体会医学常识，乃至用这些知识指导自己的生活方式，安然度过更年期阶段。

这本书的目录简洁明了，许多更年期的困惑都在这里，您可以很容易地从中找到与自己相对应的话题，比如，到了这个阶段浑身不舒服，到底有没有病呢？更年期和癌症有关系吗？怎么管理好体重？吃喝不胖的营养秘诀是什么？如何运动才会恰到好处？……即便是让人爱恨交加的性激素，在这里也有详尽且通俗的解释；激素补充是缓解更年期症状的有效治疗，那么您到底能不能用这个治疗方法？什么时候启动？治疗中的注意事项是什么？如何随诊和管理？书中对激素补充治疗做了详尽的解释，读过之后，您就诊时就能明明白白，能够更好地配合治疗，达到最佳的治疗效果。

继续翻一翻，您就会发现书里面还有诸多的更年期攻略，感觉自己化身成了一名英勇的战士，不断享受着胜利的喜悦，而不是悲观和沮丧。您会感受到我们把爱的力量也融入其中，这不仅仅是写给您的书，也是写给您家人、同事、朋友的书，您永远都不是一个人孤军奋战，而是和大家拥抱在一起面对更年期。

换个角度说，这本书还能帮助我们的医疗单位如何去建设这种多学科综合管理的门诊，从患者的角度出发，帮助临床医生，共同搭建起这个平台。这里面我们提倡一站式就医，各个相关学科共同努力，为患者从多个角度提供"全方位立体式"的医学帮助，从而进行全程的健康管理。所以说，我们的医务工作者不妨也读一读这本书，并且真诚地希望大家提出宝贵的意见和建议。

　　也许"更年"时期的风是微凉又夹杂些许苦涩的，但如果您手捧此书沉浸阅读之后，吹过您的便是温暖和风并带着淡淡清香……

首都医科大学附属北京世纪坛医院　白文佩

2022 年 6 月

目录
Contents

了解更年期

更年期攻略

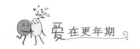

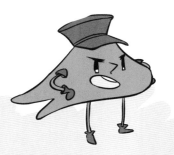

了解更年期

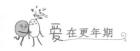

感觉自己变了，从身体到心理

45 岁的李女士，从一年前开始就吃不好、睡不香，整天无精打采，脾气也变得急躁易怒，时而因一点儿事不顺心就勃然大怒，事后又很后悔；时而又伤心落泪，甚至产生"活着没什么意思，不如死了算了"的念头。有时心慌，夜晚睡觉时会忽然全身发热、大汗淋漓，一会儿又浑身发冷，盖再多的被子也不能缓解。

李女士最近又添了新毛病，向来规律的月经也乱了，这不，有小半年没来了，还浑身不舒服。李女士非常困惑：我这是怎么了？从里到外都变得乱糟糟的，跟之前活力四射、阳光明媚的自己判若两人。这让她感到非常困惑，非常无助。

我是生病了吗？这些改变因何而起？

　　越来越多的症状困扰着李女士，为此，她成了医院的常客，辗转数次奔波于各大医院，经过几番彻底检查后，结论是"没有器质性疾病的证据"。但她确实难受啊，到底有没有生病呢？该去看什么科呢？该不该吃药治疗呢？最终，她因月经紊乱的问题来到了妇科，医生开具了性激素化验单。

　　化验结果：FSH38mIU/mL，$E_2$18pg/mL，医生说这提示卵巢功能衰退，要绝经了，结合她的症状，考虑已开

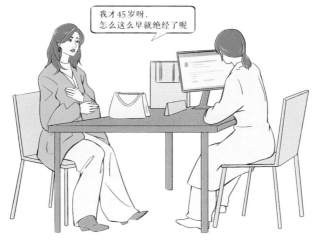

我才45岁呀，怎么这么早就绝经了呢

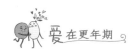

始迈入更年期了。听完医生的话，李女士一脸的失落和茫然，不停地说："我才45岁呀，怎么这么早就绝经了呢？更年期倒是听说过，但它到底是怎么回事，对我的影响有多大呢？这不就是一个自然的过程吗？我熬着、扛着行不行？我应不应该吃药治疗呢？"

医生看到她的不解和疑惑，给她做了个比较：当更年期到来时的两种对待方式——顺其自然和积极干预（见表1）。

表1　对待更年期的两种方式比较

顺其自然（姐姐）	积极干预（妹妹）
身高较年轻的时候下降 4cm	身高与年轻时比较下降 1cm
腰椎压缩性骨折	体态良好
严重膝骨关节炎	无骨性关节炎
中度尿失禁（大笑、快走）	无漏尿及器官脱垂
老年性阴道炎	无老年性阴道炎
高血压病	血压稳定
血脂超标	血脂、血糖正常
常感胸闷不适	心、肝、肾功能正常

针对李女士的情况，医生给她开启了"更年期多学科综合管理"，这是一支由妇科专家、专科护士、营养师、药剂师组成的团队，这个团队将带她正确认识更年期，告知她如何智慧度过更年期。

更年期 —— 飘摇的多事之秋

女性步入 40 岁后，可能会有各种折腾人的症状出现，这是提醒生命中的重要阶段——更年期来临的信号。

更年期是关注健康的重要时期。此时，老年疾病的苗头悄然萌发，很多健康问题悄无声息地出现，骨质悄然丢失，血脂悄然升高，这些都是更年期常见的问题。也许并没有特别的不舒服，而检查的指标却越来越不正常。所以，此阶段应该尤其重视体检，以便及时发现疾病的苗头。

更年期也是妇科肿瘤逐渐高发的时期。更年期初始，卵巢排卵功能障碍，分泌的雌激素相对过多而孕激素不足，子宫肌瘤、子宫内膜异位症和异常子宫出血等疾病的发病率比育龄期显著增高，治疗决策既要考虑绝经来临对疾病自然缓解的作用，也要充分考虑疾病本身的进程，应该动态观察疾病的变化。毫无规律的子宫出血以及绝经后出血，应该警惕子宫内膜癌；中老年女性短期内腹围明显增长、腹胀以及发现盆腔内囊实性肿

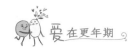

物，要警惕卵巢癌；异常增多的白带伴性交出血，要警惕宫颈癌。女性绝经之后，尽管性激素处于缺乏的状态，恶性肿瘤的发生仍然呈现逐渐增高的趋势。所以要细心观察身体发出的信号，按时参加体检，发现异常及时就医。

这样的女性，更年期来得早？

什么样的女性不经老、更年期来得早？您可能听到过很多说法，孰真孰假？让我们来一一解读。

初潮年龄早的人，更年期来得早？

传言：女性的卵子数量是固定的，月经来得越早，卵子越早"用完"。

真相：错！

解惑：每个人先天卵巢发育情况不一样。有的人虽然初潮早，但卵巢储备更多。

月经周期短的人，更年期来得早？

传言：月经周期短，每年都要消耗更多卵子，卵子会更快被耗尽。

真相：有一定道理。正常女性的月经周期为21～40天。

解惑：确实有文献指出，月经周期短于24天的人和月经周期长于36天的人相比，更年期来得更早一些。

妈妈更年期来得早，女儿也早？

传言：绝经年龄也会"遗传"。

真相：对！绝经年龄的早晚，确实与遗传有关。

长期吃避孕药，更年期来得晚？

传言：避孕药中含有孕激素、雌激素，可以延缓卵巢衰老。

真相：错！

解惑：吃避孕药不会让更年期时间有变更，避孕药只能让卵巢停止排卵，但并不能限制卵巢的其他功能，所以卵巢功能还是有消耗的。而且，紧急避孕药激素

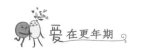

含量比口服短效避孕药高得多，长期服用，会扰乱内分泌水平，造成月经失调，可能影响卵巢正常功能。

做过试管婴儿，更年期更早来？

传言：做试管婴儿，需要先进行促排卵，而促排卵会加速消耗卵子。

真相：不确定。促排卵是否会导致卵巢功能衰退，目前没有专家提出科学证据。

解惑：促排卵药物会促使卵巢在短时间内生产大量卵子。就好比一个人一个月干两三个月的活，会累坏了。多次促排卵，可能对卵巢功能造成一定影响。在考虑做试管婴儿之前，建议权衡利弊。

反复人工流产，更年期会提前？

传言：人工流产手术对子宫伤害很大，卵巢也会受影响。

真相：不一定。

解惑：有些反复做人工流产的女性，之所以不来月经，更多是因为多次手术造成的创伤，使子宫内膜变得太薄了。测测她们的激素水平，可能并没有什么问题。

更年期多学科综合管理门诊
—— 帮您找到就诊的归属感

　　想必不少女性有这样的苦恼：随着"月经紊乱""潮热""烦躁""失眠"……的到来，辗转奔波于医院各个科室，却始终没有得到确切的诊断，症状依旧存在。最终，医生推荐了"更年期多学科综合管理门诊"。

　　想必大家会很疑惑，这个科室是看什么病的？"综合管理"又是什么意思？当您心怀忐忑又带着一丝希望来到这个科室就诊时，您会惊奇地发现，在这里，患者有充裕的时间与相关医生护士沟通交流。门诊以患者的需求为中心，全面评估更年期女性的健康状况，包括对症状进行详细评分、做必要的检查来全面捕捉更年期的细微变化、耐心讲授更年期相关知识，在医患充分沟通的基础上做个体化的医疗决策，使患者能够在调整生活方式的基础上，接受必要的药物治疗，真正获得健康。

　　在这里就诊，不同于传统的"一医一患，一对一"挂

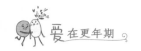

号看病，而是分为"一评估，二决策，三见效"的明确步骤，是让患者免于科室间奔波就诊的高效门诊。妇科专家、专科护士、营养师、药剂师组成的团队，让患者充分了解自身的健康状况，知晓更年期相关知识，尤其是性激素治疗的知识、生活方式调整的注意事项等。患者与妇科专家共同决策治疗方案，患者能够乐于开始并坚持治疗，所以疗效会更好。如果患者确实需要到其他科室就诊，妇科专家会进行定向转诊，科室间的会诊很快就能达成。更年期多学科综合管理门诊发挥了多学科团队的作用，体现了专家的核心价值，建立了良好的医患关系，也有效节约

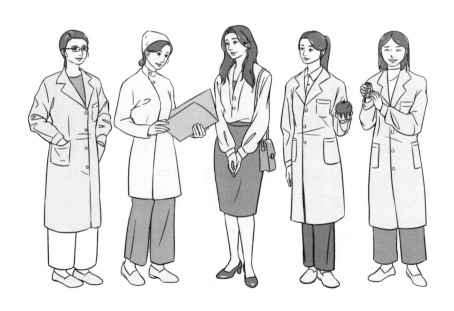

了医疗资源。

　　医生建议，有更年期症状或无明显症状但更年期相关的健康指标异常，罹患早发性卵巢功能不全、卵巢早衰，异常子宫出血，盆腔器官脱垂，尿失禁及反复泌尿生殖道炎症以及妇科良、恶性肿瘤需要同时治疗更年期相关疾病时，均可就诊更年期多学科综合管理门诊。此门诊极大地顺应了广大患者的需求，使更年期的问题迎刃而解。

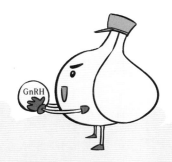

更年期攻略

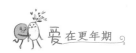

认识女性的美丽生命线 —— 性腺轴

女性的生命中有一个美丽又特殊的生理现象，那就是月经，它是性周期的标志。这个周期受性腺轴的调控，它的出现标志着成熟的开始，它的消退也意味着衰老的来临。这个性腺轴叫作 H—P—O 轴，即下丘脑—垂体—卵巢轴，它是一个完整而又神秘的组织，调节着女性的神经内分泌，控制女性的发育、月经和性功能等，同时也参与机体内环境和物质代谢的调节。在这个队伍里，下丘脑是司令，它发出"开始合成和分泌性激素"的指令，垂体作为下级的军长，接受了上级分泌的如促性腺激素释放激素（GnRH）后分泌卵泡刺激素（FSH）、黄体生成素（LH）等激素，然后把这些激素继续传达给下级军官 —— 卵巢、甲状腺、肾上腺、其他各组织器官，这些军官收到激素后便命令手下的战士开始工作：子宫内膜增殖、分泌、脱落 —— 月经来潮；促进成骨细胞功能 —— 加固骨骼；扩张血管、抑制斑块 —— 保护心血管；水分代谢 —— 注入新生命力……

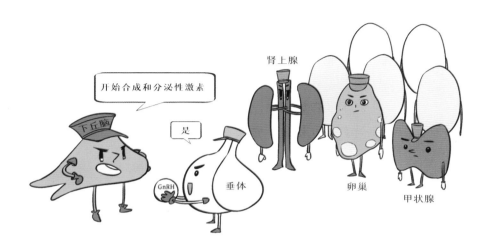

非常民主的组织团体

我们的 H－P－O 轴是讲文明讲道理的，当老百姓感觉已经达到了"生活水准"，会通过基层的军官向领导反馈：身体的各组织细胞已经足够好了，请节省资源吧！那我们的下丘脑、垂体就会积极采纳建议，休养生息。而当物资匮乏时，我们的工作通路又即将打开。

总之，H－P－O 轴之间相互协调、相互促进、相互制约的上下级关系共同维系女性的正常生殖功能。

那么，卵巢分泌的这些激素都有什么作用呢？

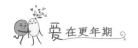

雌激素

① 促进子宫发育。

② 使子宫内膜增生。

③ 使宫颈口松弛，宫颈黏液分泌增加。

④ 促进输卵管发育。

⑤ 促进阴唇发育、丰满。

⑥ 促进乳腺管增生，乳头、乳晕着色；促进其他第二性征的发育。

⑦ 促进卵巢的卵泡发育。

⑧ 通过对下丘脑的正负反馈调节，控制脑垂体促性腺激素的分泌。

⑨ 促进钠与水的潴留。

⑩ 促进骨中钙的沉积，青春期在雌激素影响下可使骨骺闭合；绝经期后由于雌激素缺乏而发生骨质疏松。

孕激素

① 抑制排卵，促使子宫内膜增生，帮助受孕。

② 促进乳腺腺泡的生长，为泌乳做准备。

③ 提高体温并使血管和消化道平滑肌松弛。

④ 由于孕激素是雄激素、雌激素、肾上腺皮质激素等生物合成的重要中间体，因此不同程度上具有上述各类激素的作用。

雄激素

① 是合成雌激素的前体。

② 维持女性正常生殖功能。

③ 保持女性阴毛、腋毛、肌肉及全身的正常发育。

④ 少女在青春期生长迅速，也有雄激素的影响。

肾上腺皮质激素

调节体内的水盐代谢和糖代谢。

下面再来介绍一种特殊的激素：AMH——抗苗勒管激素。

这个名字或许您比较陌生，它产生于卵泡发育过程中，能够防止卵泡过早耗竭，从而保留卵巢储备。

AMH 主要用于评估卵巢储备功能，还可用于辅助诊断多囊卵巢综合征、早发性卵巢功能不全、卵巢颗粒细胞肿瘤；预测绝经时间及管理更年期；评估医源性卵巢功

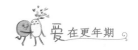

能损伤；判断儿童性别发育异常等。它是检验界的"白富美"，被称作"生育力的预言者""卵巢年龄的试金石""卵巢储备功能的计时器"……是反映卵巢储备功能的良好指标。

　　AMH 与年龄变化关系密切。女性出生时，血清中几乎检测不到 AMH，出生几周后血清 AMH 浓度开始缓慢上升，至生育年龄达高峰，并维持在高水平。到 30 岁之后血清 AMH 浓度每年约减少 5.6%，在 37 岁时该指标下降至 10pmol/L，绝经后降至无法检测到。

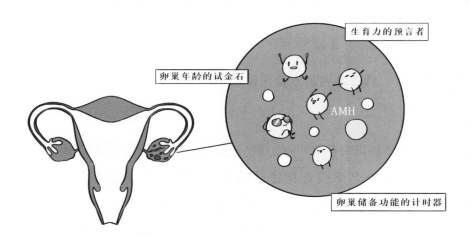

让月经不再"任性"

1. 为什么更年期易出现月经紊乱？

月经指伴随卵巢周期性变化而出现的子宫内膜周期性脱落及出血。正常的月经周期为 21 ～ 35 日（存在个体差异，针对同一个体来说相邻月经周期的长度差应小于 7 天），经期持续 3 ～ 7 天，出血量 5 ～ 80mL。

绝经前一段时间由于卵巢功能逐渐减退，卵泡数量明显减少且易发生卵泡发育不全，因而常出现月经不规律，常为无排卵性月经（此时往往孕激素缺乏，子宫内膜在单一雌激素的刺激下持续增生，引起雌激素突破性出血或撤退性出血），常表现为月经周期时长时短，经期长短不一，经期血量时多时少，出血量多或时间长，常继发贫血，短期大量出血甚至可导致休克。最终由于卵巢内卵泡自然耗竭或剩余的卵泡对垂体促性腺激素丧失反应致卵巢功能衰竭，月经永久性停止，称绝经。我国女性平均绝经年龄为 49.5 岁。

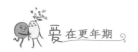

2. 如何把"任性"的月经管理好？

绝经前一段时间，往往会出现"月经要么不来，要么不走"。当"月经不来"时，有性生活的女性首先要排除怀孕，然后根据具体情况适时用孕激素撤退出血，以防自然出血时量过多或出血时间过长。当"月经不走或量多"时，有性生活的女性注意首先排除妊娠相关疾病（如先兆流产、异位妊娠等），其次还要注意是否为盆腔器官器质性病变（如宫颈病变、子宫内膜息肉、子宫内膜病变、子宫肌瘤、子宫腺肌症、卵巢肿瘤等）导致的出血，当然还要注意是否为宫内节育器引起的出血，必要时行宫腔镜或腹腔镜检查；另外，还应该注意全身性疾病导致的出血（如血液病、甲状腺疾病）。总之要全面评估，以防漏诊和误诊。

3. 全面评估 —— 早发现隐性疾病、早干预

全面查体：身高、体重、血压、人体成分分析。

阴道检查及宫颈癌筛查（排除宫颈病变）。

出血者查血常规、必要时查凝血相关项目。

有性生活者查尿 HCG，必要时查血 HCG，排除妊娠或妊娠相关疾病。

内分泌指标：性激素六项（了解卵巢的功能）；甲状

腺功能五项（排除甲状腺功能亢进或减退导致的月经紊乱或闭经）。

血生化：肝功能，肾功能，空腹血糖，血脂。

盆腔彩超（排除子宫或卵巢器质性病变）。

乳腺健康：乳腺彩超。

通过规范诊治与管理，让月经不再"任性"。

唤回香甜的睡眠

更年期是女性生理上的一个特殊时期，是身心疾病的萌发期。睡眠障碍是更年期较常见的症状。可表现为入睡困难，早醒或多梦，重者彻夜不眠，服用安眠药仍不能奏效。

更年期女性失眠，一方面是因为潮热发作对睡眠的干扰所致，另一方面与体内雌激素水平不足有关。因为雌激素对大脑皮层有抑制作用。雌激素缺乏时，对大脑的抑制作用减弱，兴奋程度相对过高，两者的平衡状态遭到破坏，便表现为失眠。由于失眠患者往往感到疲劳和焦虑，焦虑又可以加重失眠的程度，从而形成恶性循环。

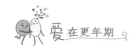

世界卫生组织对失眠的定义是：入睡困难、持续睡眠障碍或睡眠后没有恢复感，至少每周3次并持续至少1个月，患者感觉睡眠严重不足，自觉疲劳、头昏、精神不振。若任其发展，常常会引起许多其他疾病，如焦虑症、抑郁症、心血管疾病等。

一般来说，睡眠的需要量个体差异比较大。通常成年人需要6～9个小时，大多数人每天睡7～8个小时就够了，少部分人可能每天睡4～5小时，次日精神就很充沛，自己也不感觉到难受，不能称为失眠。**只要对自己睡眠的时间和质量满意就称为健康的睡眠。**

那么，我们如何应对更年期失眠呢？要想拥有安稳的睡眠，必须内心安宁、平和。

1. 调整生活方式

（1）调整情绪，学会放松自己

更年期女性往往容易出现情绪烦躁、精神紧张的情况，从而诱发失眠。如何才能调整情绪呢？

首先，积极参加各种活动、做操、跳舞，让自己的兴趣爱好广泛起来，唤起对生活的热情，心情就会好得多。其次，多接触朋友、同事，心胸会自然开阔起来。有什么事想不开了，找人说说，彼此劝慰一下，就想开了，心情就会好了。最后，还要学会放松身心，可以通过深呼吸的方式进行自我放松。

（2）注意劳逸结合，张弛有度

要想有效地消除失眠症状，那就应该及时地对自己的身心活动状态进行调整。

身体上：要注意体力劳动与脑力活动之间的平衡。

心理上：长期处于紧张的环境之中，精神、心理承受的压力是非常大的。面对过大的精神、心理压力，应该通过有效的途径及时排解，这样对失眠也会有很好的改善。相反，整日太悠闲，无所事事会带来心理上的无聊、无价值感，同样会引发情绪问题而影响睡眠。

身心平衡是保证良好睡眠的重要因素。

（3）培养睡眠情绪，创造睡眠环境

睡眠情绪和环境对于快速入睡和保持良好睡眠至关重要，是更年期失眠防治的重要内容。具体做法如下。

调整作息时间：患者应该注意保证作息时间的稳定，无论是白天的午休还是晚上的睡眠，尽量保持在同一个时间入睡和起床，形成一定的睡眠规律。遇上偶尔失眠，也不要在床上反复折腾，实在睡不着，就干脆起床。

调整生活方式：如晚餐不要吃得过饱，减少咖啡、浓茶和酒精等带有刺激性的饮食；最好能在睡前洗个热水

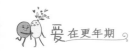

澡或用热水泡脚、按摩脚心，或做一些舒展筋骨的活动；上床以后不要躺在床上看电视、看小说或思虑过多。上了床，唯一的任务就是睡觉，不要再考虑别的事情，头放到枕头上以后自然而然就放松了，很快就睡着了，这样使身体形成一种条件反射，良好的睡眠习惯得以慢慢形成。

2. 睡眠辅助设施的使用

市面上有一些包括有助眠功能的床、磁疗枕头等用品，通过声波、音乐或物理的方式，使人能够放松下来，神经系统得以舒缓，帮助入睡。这些产品从理论上来说是有用的，只是效果因人而异。因为睡眠本身就很个性化，如果使用后能让你感觉心情轻松、安宁，就说明有作用。

3. 药物治疗

在以上两种方法效果都不理想的情况下，建议使用药物来改善睡眠。

激素治疗：激素治疗是维持更年期女性健康的全部策略（包括饮食、运动、戒烟和限酒）中的重要组成部分，可有效缓解更年期失眠。激素治疗有严格的适应证与禁忌证，需要在妇科医生的指导下使用。

镇静催眠类药物：严重睡眠障碍者，需要到精神科就诊，辅以帮助睡眠的药物。医生会根据患者失眠的具体类型，给予不同的药物。

中医中药： 中医药从整体着手调节人体机能，针对更年期失眠可进行个体化辨证施治，具有调节神经、内分泌、免疫及循环系统的综合作用，可供选择。

睡眠、饮食、运动，是健康的三大基石，缺一不可。每年3月21日是世界睡眠日。设立世界睡眠日的意义就是要告诉大家多关注自己的睡眠，关注家人的睡眠，只有拥有香甜的睡眠，才可能拥有健康的身心，才能拥有美好的人生。

焦虑抑郁，坦然面对

更年期是女性焦虑、抑郁障碍的高发期，但由于焦虑、抑郁障碍表现隐匿，临床症状多种多样，且不典型，还可能表现为各种躯体症状，常常导致更年期女性奔波就诊于医院的各个科室。

更年期女性在生理上由育龄期向老年期过渡，卵巢功

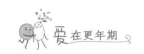

能由旺盛走向衰退。在卵巢功能逐渐衰退的过程中，垂体行使强烈的调节功能，分泌大量卵泡刺激素（FSH），希望调动卵巢积极性，而卵巢功能又力不从心，被 FSH 大力"刺激"时雌激素分泌较多，而 FSH "刺激"过后，雌激素分泌又"一落千丈"，形成**雌激素总体下降的过程中伴随着激素水平的大幅度波动**。

此时，就会出现去甲肾上腺／多巴胺系统失协调、肾上腺受体减少等一系列变化，而这些生理原因会导致焦虑、抑郁障碍高发。既往患抑郁障碍、经前期综合征、产后抑郁障碍、口服避孕药后发生抑郁障碍的女性更容易发生焦虑、抑郁障碍。

值得注意的是，以上因素均为更年期发生焦虑、抑郁障碍的独立危险因素，也就是说，既往出现过以上任何一种问题，在更年期时更容易发生焦虑、抑郁障碍。

人到中年，新患或伴随的疾病也易诱发或加重焦虑、抑郁障碍，如高血压、糖尿病、癌症等。而更年期的典型症状如潮热、夜汗症状，可加重焦虑、抑郁障碍的症状；反过来，焦虑、抑郁障碍又可加重潮热、夜汗。疾病之间互为因果，形成恶性循环。

此外，社会角色的转变，如退休、下岗；家庭关系的变化，如离异、子女长大成人离家；亲人或朋友患病或去世、自己成为照看者，心理负担加重等，均可导致更年期高发焦虑、抑郁障碍。

那么，怎样尽早察觉更年期焦虑、抑郁障碍呢——立"标杆"察觉不典型症状。

更年期的典型表现是月经发生改变和出现潮热、夜汗。那么，更年期来临会有哪些信号呢？

首先，月经稀发是更年期来临的信号。女性既往规律的月经变成超过 40 天或更长时间才有月经来潮，甚至突然月经停止，直至月经 12 个月不再来潮，进入绝经状态。

其次，如果出现突然的热感，以上半身更显著，持续数十秒，有时伴有出汗、心悸，尤其是凌晨睡眠中出现这种症状，也是更年期来临的典型信号。

另外，我们还可以通过性激素测定判断卵巢功能，建议在自然月经的第 2～4 天抽血化验性激素，若症状严重伴月经稀发或绝经者，可随时抽血化验。

更年期的症状多种多样，可表现为失眠、烦躁、焦虑、抑郁、眩晕、疲乏、骨关节痛、头痛、心悸等。

中国女性更年期最为痛苦的症状是失眠、骨关节肌肉疼痛、烦躁、头晕。这些症状缺乏典型性，如果临床客观检查未发现器质性病变，应该考虑是否为焦虑、抑郁障碍，是否与更年期有关。可以以月经稀发、潮热夜汗出

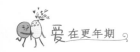

现的时间点为"标杆"，看其他症状与这个"标杆"之间的关系。伴随或紧随"标杆"出现的症状，应该考虑与更年期相关；若原有症状在"标杆"出现之后加重，也应该考虑与更年期有一定关联。更年期患者除有上述症状外，还常有易激惹、易伤心落泪、多疑、注意力不集中、记忆力下降等症状，有些症状自己羞于启齿，也有些症状自己未能察觉，这些均需家属悉心观察与关照。

更年期焦虑、抑郁障碍的药物治疗大致有 3 种，即植物黑升麻根茎提取物、抗焦虑和抑郁的药物、性激素治疗。

值得注意的是，药物治疗开始后通常需要 2～4 周时间更年期焦虑、抑郁症状才能缓解。同时，药物治疗一般需要至少维持 3～6 个月的时间。

我的盆底，让我自己来托起

盆底肌是位于骨盆底部的封闭盆底的肌肉群，它像一张"吊网"一样承托和支撑着膀胱、子宫、直肠等盆腔脏器，控制排尿、排便、维持阴道的紧缩度。

随着年龄的增长，盆底肌肉和韧带会变得松弛、薄弱，加之更年期缺乏激素的支持，约有1/3女性显现出盆底功能障碍，如漏尿（压力性尿失禁）、子宫脱垂、膀胱、直肠膨出、反复泌尿系感染、性交障碍等，严重影响女性的生活质量。然而这种问题并不可怕，可以通过盆底肌锻炼缓解甚至避免，那么有哪些运动可以锻炼盆底肌呢？

1. 凯格尔运动

学习凯格尔运动三步骤：一找、二缩、三坚持。

一找，寻找盆底肌。

排尿的时候，突然中断尿液，收缩的肌肉就是盆底肌。排气的时候憋住不排，收缩的肌肉也是盆底肌。

二缩，收缩盆底肌。

要领：肚子、大腿放松；正常呼吸，不要憋气；盆底肌收缩、放松交替进行。

时间：每次收缩≥3秒，放松2～6秒；每次持续5分钟；每日3次或150～200个。

注意事项：收缩之前需排空膀胱；开始时建议躺着做运动，熟练后可躺着、坐着或站着做；收缩从3秒开始，逐渐增加收缩时长，直到能每次收缩10秒；每天完成要求的运动量即可，不要过多。

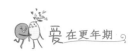

三坚持，坚持长期锻炼。

一般需要坚持6～12周才会有明显效果，若中断锻炼，症状会再次出现。

2. 臀桥

仰卧在瑜伽垫上，双腿屈曲略宽于肩，脚跟踩地；

发力将臀部抬起至大腿与身体呈一条直线，臀部抬起时上背部支撑地面；

下落时下背部贴地，但臀部悬空；

臀部抬起时呼气，臀部下落时吸气。

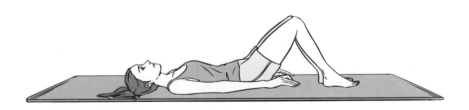

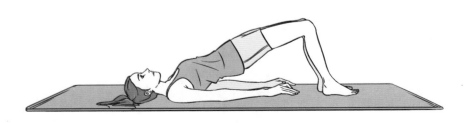

3. 深蹲

腰背挺直，脚跟与肩同宽，膝盖与脚尖方向一致，不要内扣，掌心相对，手臂前平举；

下蹲动作自然流畅，臀部向后移动，至最低点时大腿与地面近似平行，然后起身还原，全程保持腰背挺直；

下蹲时吸气，起身时呼气。

对于脏器脱垂、漏尿而言，预防比治疗更重要。

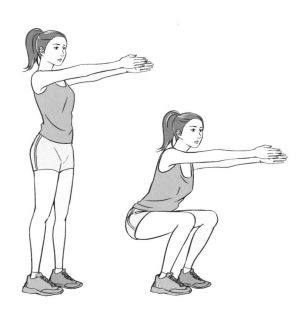

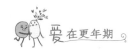

更年期与子宫内膜异位症

子宫内膜异位症主要指子宫内膜组织生长在其他部位而引发的临床中较为常见的一种妇科疾病，它有几个忠心耿耿的小跟班：痛经、不孕症、月经异常、慢性盆腔疼痛及性交痛，在临床的处理上也比较棘手。那么，当更年期来了，子宫内膜异位症还会那么"猖狂"吗？让我们来看看下面的故事吧！

1. 相爱相杀半辈子，终于和好了

还记得第一次与你认识，那是在一个昏暗的 B 超室，我肚子痛得死去活来，超声医生指着你对我说，"这就是巧克力囊肿，学名子宫内膜异位症，它就是你痛苦的来源，将与你和你的'大姨妈'同住一辈子"，从那时起我再也不吃巧克力。现如今，已经 30 年过去了，与你相处了半辈子，我已经到了更年期，失眠、心慌、情绪暴躁，但是你似乎不再折腾，"大姨妈"经常迟到，痛经也慢慢消失。

巧克力

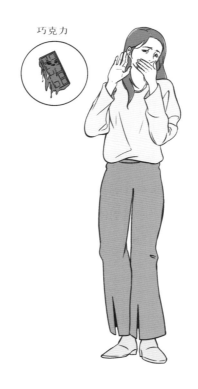

　　这一切都要归功于卵巢功能的减退，雌激素随之下降，你也终于进入稳态，不再增长，我俩终于能和平相处了！

　　孩子已经长大成人，我也不再有生育的烦恼，当年四处求医治疗巧囊和不孕的记忆，已经模糊不清，我知道我即将步入绝经，想到痛经、盆腔痛等不适都可以显著缓解，再也不用为此打针、吃药，也不会再需要手术，我有些许欣慰和惊喜。

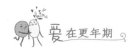

2. 药物治疗子宫内膜异位症时为什么也会出现更年期症状

关于更年期的症状，我也不是第一次遇到，当年每月注射一次药物治疗内异症时就出现过更年期症状，医生说出现这些症状是个好兆头，说明卵巢功能被压制下去，体内雌激素呈现低水平，子宫内膜异位症病灶失去了营养，进入萎缩状态，才会出现潮热、夜汗、易激惹，甚至抑郁和阴道干涩等症状，这些症状提示着药物的治疗作用。

后来停止了药物治疗，没出半个月，更年期症状就自然缓解了，我也顺利地怀孕生子。

3. 绝经后性激素替代治疗

更年期症状实在折磨人，医生说我可以使用激素替代治疗。

首先要做好评估，更年期症状严重或者泌尿生殖道萎缩问题突出才可以使用性激素治疗。我很幸运，满足了第一个条件。

其次还要看当前的子宫内膜异位症情况如何，囊肿大小是否稳定，肿瘤标志物 CA125 是否有所增长。你很乖，很稳定，感谢你！

医生让我选择方案，雌孕激素连续联合使用或者口服替勃龙片治疗。我选择了雌孕激素，采用最低有效剂量。

医生说如果因为严重的子宫内膜异位症做了全子宫和双附件切除，则用雌孕激素连续联合使用或替勃龙片 2 年后再改为单独雌激素。

4. 绝经后监控子宫内膜异位症

今年我已经 52 岁了，绝经后的人生掀开了新的篇章，不再有月经的造访，不再有疼痛的折磨，但我还需监控子宫内膜异位症。

医生说尚未消失的子宫内膜异位症或子宫腺肌病病灶是有恶变风险的。

首先要留意不适症状，原来有子宫内膜异位囊肿的，有没有出现腹痛或者腹痛加重；原来有腺肌病的，有没有发生绝经后出血。你很乖，我很幸运！

医生还说要定期做妇科检查，至少一年一次，必要时半年或更短时间查一次，来监测病灶的动态变化，还有肿瘤标志物的变化。

如果接受了性激素治疗还应该每 3～6 个月评估一次，看看缓解更年期症状的同时子宫内膜异位症有没有风吹草

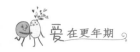

动。如果病灶闻风而动，就要高度警惕了。很抱歉，我真的怕你又来调皮捣蛋。

5. 警惕内异症恶变的征象

医生叮嘱我要警惕子宫内膜异位症恶变，如果有疼痛节律的改变、病灶短期内增长、内部出现实性成分还有血流信号、病灶直径大于9厘米、绝经后新发病灶或出现增长，都要立即就诊。我可记得牢牢的。

亲爱的内异症朋友，虽然你让我经历了两次更年期，也差点让我失去做母亲的权利，绝经后更是需要经常关注你，甚至不知道哪天你就恶变了。但我会配合医生做治疗、做好绝经后的监控和恶变迹象的监测，争取继续与你和平相处。

保护骨骼，拥有挺拔坚实的身材

步入中年，骨质开始越来越多地流失。女性在绝经期骨量的丢失远远大于男性，这是由于女性雌激素分泌减少或不分泌，体内的破骨细胞活跃使骨吸收增加，而成骨细胞活性降低，骨形成减少，骨重建处于负平衡，骨量每年有一定的丢失，从而造成骨质疏松症。骨质疏松症导致骨的质量下降，骨的微观结构遭到破坏，致使骨的脆性增加，极易发生骨折。骨质疏松症将增加女性发生骨折的概率，而且对绝经后发生过骨折的女性来说还会增加再次发生骨折的危险。例如，曾发生过脊椎骨折的绝经女性，在第一次骨折后的1年里，再次发生脊椎骨折的风险将为20%。

防止骨质疏松引起骨折，首先要预防骨质疏松症，最主要的方法就是补钙。那么，我们的身体每天到底需要多少钙？需不需要额外补钙？要补多少？又该怎样补呢？钙摄入过量又有什么危害呢？

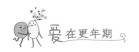

1. 我们每天需要多少钙？

需要多少钙取决于我们的年龄和性别。绝经后骨质疏松症主要是由于绝经后雌激素水平降低，雌激素对破骨细胞的抑制作用减弱，破骨细胞的数量增加、凋亡减少、寿命延长，导致其骨吸收能力增强。

成人每日钙推荐摄入量为 800mg（元素钙），50 岁及以上人群每日钙推荐摄入量为 1000～1200mg（元素钙）。尽可能通过饮食摄入充足的钙，饮食中钙摄入不足时，可给予钙剂补充。营养调查显示，**我国居民每日膳食约摄入元素钙 400mg，故尚需补充元素钙 500～600mg/d。**钙剂选择需考虑其钙元素含量、安全性和有效性。

2. 怎样明智地选择钙补充剂？

元素钙是关键，因为它是在钙补充剂中钙的实际含量，是我们的身体需要的。常见的钙补充剂有以下几种（见表 2）。

碳酸钙最便宜，含钙量高，吸收率高，易溶于胃酸，但有上腹不适、便秘等不良反应。

枸橼酸钙含钙量较低，但水溶性较好，胃肠道不良反应小，且枸橼酸有可能减少肾结石的发生，适用于胃酸缺乏和有肾结石风险的患者。

表2 不同钙剂元素的钙含量

钙剂	元素钙含量
碳酸钙	40% 元素钙
磷酸钙	38.76% 元素钙
氯化钙	36.00% 元素钙
醋酸钙	25.34% 元素钙
枸橼酸钙	21% 元素钙
乳酸钙	18.37% 元素钙
葡萄糖酸钙	9% 元素钙

　　一些钙补充剂里还混合了维生素和其他矿物质，如维生素 D 或者镁。购买之前要仔细看看成分表，看看是哪种形式的钙，还有什么其他的营养物质。这些信息都很重要。

3. 哪些人应当考虑钙补充剂？

　　如果有下面这些情况，你可能很难从食物中得到足够的钙：素食，因乳糖不耐症很少或不能食用乳制品，消耗大量的蛋白质或钠可能会导致身体排出更多的钙，患有骨质疏松症或骨量减少正在接受长期糖皮质激素治疗。这些人群需要补充钙剂。

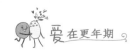

4.除了补钙，我们还应该怎样做？

我们的身体不会生产钙，所以必须通过其他来源来获得。除了补充钙剂，我们还可以从食物中得到钙的补充。为了预防骨质疏松症，补钙只是一方面，而关注钙的吸收才更重要。维生素 D 可以帮助钙吸收。另外，适当的运动也可以预防骨质疏松症。

（1）加强营养，均衡膳食。

建议摄入高钙、低盐和适量蛋白质的均衡膳食，推荐每日蛋白质摄入量为 800 ～ 1000mg/kg 体质量，每天摄入牛奶 300mL 或相当量的奶制品。

（2）保证维生素 D 摄入量。

许多人的饮食中维生素 D 摄入量不足。专家建议 70 岁以上的男性和绝经后的女性每天摄入 800 IU（20μg）的维生素 D；绝经前女性每天摄入 600 IU（15μg）维生素 D。

牛奶是维生素 D 的主要饮食来源，每 236mL 牛奶含有约 100IU（2.5μg）维生素 D。鲑鱼的维生素 D 含量也较高，每 98g 鲑鱼大约含有 800 IU（20μg）维生素 D。其他食物，如橙汁、酸奶和谷物，也含较多维生素 D。

充足的日照可以促进体内维生素 D 的合成。 建议在上午 11：00 到下午 3：00 这个时间段进行日照，每次晒 15 ～

30分钟，每周2次，尽量不涂抹防晒霜，以免影响日照效果。

（3）锻炼。

锻炼可以通过改善绝经前女性的骨质并帮助维持绝经后女性的骨密度来降低骨折风险。 此外，运动可以增强肌肉力量，改善平衡能力，减少跌倒的可能性，而跌倒可能导致骨折或其他伤害。大多数专家建议每周至少锻炼3次，每次锻炼30分钟。许多不同类型的锻炼都是有效的，包括抗阻力训练（如使用自由重物或阻力带）、慢跑、跳跃和步行。如果停止运动，运动的好处就会很快消失。制定自己喜欢的定期锻炼方案有利于长期坚持。

（4）戒烟。

强烈建议避免吸烟或戒烟以保持骨骼健康，因为**吸烟会加速骨骼流失。** 一项研究表明，在成年期间每天吸一包烟的女性，由于更年期而导致骨密度降低5%～10%，从而导致骨折的风险增加。

（5）限酒。

大量喝酒（每天两杯以上）会增加骨折的风险。

（6）避免跌倒。

跌倒会大大增加老年人骨质疏松性骨折的风险。 采取预防跌倒的措施可以降低骨折的风险。这些措施包括以下内容：

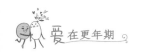

①清除可能会导致绊倒、滑倒和掉落的松散的地毯和电源线或任何其他松散的物品。

②在家庭内部和周围的所有区域（包括楼梯间和入口通道）提供充足的照明。

③避免在光滑的地面上行走，如在有冰或潮湿或抛光的地板上。

④避免在外面不熟悉的地方行走。

⑤审查用药方案，避免使用可能会增加跌倒风险的药物。

⑥定期拜访眼科医生或验光师以检查患者的视力。

（7）尽量避免或少用影响骨代谢的药物。

某些药物会增加骨质流失，尤其是在高剂量或长时间使用时。在某些情况下，患者在医生指导下可以通过停止用药、减少剂量或改用其他药物来降低骨质疏松症的风险。

可能增加骨质流失的药物包括：糖皮质激素类药物（如泼尼松），肝素，某些抗癫痫药（如苯妥英钠片、卡马西平片、奎尼酮和苯巴比妥片），芳香化酶抑制剂（用于治疗乳腺癌，如来曲唑片、阿那曲唑片）。

5.什么时间补钙最容易吸收？

一般来说，夜间血钙比较低，会刺激甲状旁腺分泌，使骨骼中的钙更快分离到血液中，为了防止骨骼缺钙，此时补充钙剂或者吃含钙多的食物比较好。因此，**晚上临睡前补充钙剂或者吃含钙丰富的食物最佳。** 建议餐后服用钙剂更佳。通常来讲，每次小剂量（500mg 或更少）补钙，吸收效果更好些。

6.绝经激素治疗与补钙

绝经激素治疗（MHT）类药物能抑制骨转换，减少骨丢失。 临床研究已证明 MHT 包括雌激素补充疗法和雌、孕激素补充疗法，能减少骨丢失，降低骨质疏松性椎体、非椎体及髋部骨折的风险，是防治绝经后骨质疏松症的有效措施。

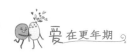

各种皮肤问题，可能是更年期在作祟

我们的皮肤能分泌一些脂质，这些脂质覆盖在皮肤表面，能缓冲皮肤与接触物品的摩擦，也能防止水分流失，起保湿的作用。然而，生活中一些因素或个人习惯，会破坏掉这层脂质，从而对皮肤造成损害。

更年期引起的皮肤问题又是怎么回事呢？

1. 更年期出现皮肤干燥是怎么回事？

女性一般在 40 ～ 58 岁进入更年期，在这段时期，卵巢功能逐渐衰退，慢慢地就丧失了排卵的能力，体内的雌激素水平也大幅度地下降。

雌激素是一种作用非常广泛的激素，它能促进女性青春期生殖系统的发育，帮助维持骨骼强健等。当作用于皮肤时，它能刺激胶原蛋白的合成和皮肤脂类的分泌，这二者正是天然的"嫩肤剂"。因此，当进入更年期之后，体内雌激素水平下降，不能产生足够多的"天然嫩肤剂"，自然就出现了皮肤干燥、瘙痒的问题。另外，更年期还有各种激素比例失调的问题，皮肤的保湿能力也大不如前了。

一般认为，最容易出现干燥的部位是脸部的 T 区（额头和鼻子），当然也可以发生在其他部位，如背部、胸部、肘部、外生殖器等。皮肤的问题可以从刚进入更年期就开始出现，如果不去管它，可能会一直困扰着你。但值得庆幸的是，我们可以通过医学的干预和自身的努力，来缓解这些不适。

2. 哪些人容易出现皮肤瘙痒？

许多因素都可能引起皮肤瘙痒，包括皮肤干燥、皮肤疾病、感染、肿瘤、特殊用药史等。

哪些人容易出现皮肤瘙痒？

· 有季节性过敏、花粉过敏、哮喘、湿疹的患者
· 糖尿病患者
· HIV/AIDS 患者和各种肿瘤患者
· 妊娠妇女
· 老年人

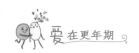

3. 感觉皮肤上有蚂蚁在爬是怎么回事？

可能很多更年期女性会有这种情况，感觉有蚂蚁在身上爬，这是一种神经感觉的异常，进入更年期后随着体内雌激素水平的迅速下降，中枢神经系统对身体的控制不灵了，出现异常的感觉反馈不足为奇。

一般通过改变生活方式，如养成良好的有氧运动习惯，加强对身体各系统的整合，可有效缓解这种情况。采用激素补充治疗或使用植物类药物也会有很好的治疗作用。

4. 皮肤护理

（1）饮食中的脂质要以"好"脂肪为主。

优质的脂肪酸可以为合成皮肤的脂质提供原材料，如果食物中缺乏这些营养成分可能会引起皮肤干燥、瘙痒甚至炎症。富含优质脂肪酸的食物主要包括：三文鱼、沙丁鱼、大豆、亚麻油等。

（2）注意防晒。

适度晒太阳可以促进皮肤合成维生素 D，这对保持骨骼强健、预防缺钙和骨质疏松症是有帮助的。但过多的紫外线照射会使皮肤干燥、损伤，并出现皱纹和黑痣，甚至可能诱发皮肤癌。为了皮肤健康，也要注意防晒。

（3）避免蒸汽浴。

劳累一天后回到家里，洗个热水澡是件多么惬意的事情。然而，要注意的是，过热的水会使皮肤的水分流失。建议热水淋浴的时间不要太长（每次不超过15分钟，或不超过一天一次），或者改为洗温水澡。

（4）使用温和的香皂或沐浴液。

① 抗菌皂和除臭皂等会对皮肤造成较大的刺激、洗掉皮肤表面起保护作用的脂质，原本已缺乏保护的皮肤就更加干燥、瘙痒。所以，平时应该选用温和的香皂或沐浴液。

② 另外，并不是身体各个部位都需要用香皂洗。容易蓄积污垢的部位，如腋窝、脚、腹股沟，用香皂可以洗得更干净；但像背部、胸部、腿这些部位，只需要用温水清洗就可以，这样可以保护皮肤表面的"天然护肤品"——脂质。

（5）保湿。

在洗澡或洗脸后要注意使用一些保湿剂。护肤品的种类因个人喜好而异。有的人更相信价格稍贵的名牌化妆品，但其实物美价廉的保湿剂，如传统的凡士林，就有很好的保湿效果。

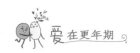

（6）避免使用含有酒精的护肤品。

有些含酒精的护肤品，如古龙水、爽肤水、香体喷雾等，因为酒精会使细胞脱水，加重皮肤干燥程度。

（7）每天饮用足量的水，保证体内水分充足。

（8）避免贴身穿材质粗糙的衣物（如羊毛等）。

这些材料会摩擦皮肤，引起瘙痒。所以应该选择柔软舒服的面料，如100%棉和丝绸。不仅衣服要注意面料，毛巾、被褥的材质也要注意。

（9）减少干冷空气对皮肤的损害。

空气湿度越低，皮肤中的水分就越容易流失。尤其是北方的冬天，天气寒冷干燥，家家户户室内又都开着暖气，水分丢失更为严重。因此，冬季室内使用加湿器是一个不错的选择，最好能让空气湿度达到45% ～ 55%。

5. 很注意皮肤护理，可皮肤还是又干又痒怎么办？

在更年期女性中，体内性激素水平的变化是引起皮肤干燥、瘙痒的常见原因。除了皮肤干燥，还可能出现痤疮、皱纹、皮肤松弛等问题。

除了更年期因素，甲状腺功能减退、真菌感染、维生素缺乏症等疾病也可能引起皮肤问题。如果你平时就有良好的护肤习惯，却仍受皮肤问题困扰，那你应该寻求医生的帮助了。

拥有"晶莹剔透"的双眼

　　张女士今年 50 岁，最近她感觉眼睛特别不舒服，看东西也不像之前那么清楚了，一直以为是随着年龄增长眼"花"了，但越来越重的眼睛干涩痛痒感让她意识到可能还有其他问题，于是，张女士来到了眼科门诊，通过检查，医生告知她得了"干眼症"。

　　干眼症，顾名思义，肯定与"干"有关，是指各种原因引起的泪液质和量异常或者动力学异常导致的泪膜稳定性下降，并伴有眼部不适，导致眼表组织病变的多种疾病的总称，包括眼部干涩、异物感、烧灼感、畏光、眼红、视物模糊等症状，特别是在白天，刮风、湿度低、被污染的环境内明显，长时间使用电脑、读书或看电视的情况下症状会加重。

　　随着年龄的增加，女性卵巢功能逐渐衰退，导致更年

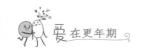

期雌、孕激素明显减少，且睾酮含量以每年1%的速度持续下降，而眼部是性激素的靶器官，正是由于这一系列的变化引起泪液质或量的异常，从而引发更年期相关的干眼症。从中医学来看，处于更年期的女性常会有阴虚、津液不足的问题出现，还常会出现肝气郁结等证，这些都会影响到眼睛，导致眼干涩、异物感、眼红、视物模糊、眼睛易疲劳等。

那么，得了干眼症怎么治疗呢？方法很多，如常用的人工泪液、自体血清可缓解水液缺乏型干眼；类固醇皮质激素及免疫抑制剂滴眼液可对干眼症患者眼表基于免疫的炎症反应产生作用；另外，还可通过保存自身泪液，延长其在眼表停留的时间，从而缓解干眼症状。针对更年期干眼症，可应用激素替代疗法缓解，但治疗效果尚存在争议。

祖国的传统医学也为治疗干眼症提供了良好的途径。《黄帝内经·灵枢》云："五脏六腑之津液，尽上渗于目。"

1. 内服中药调理相关脏腑功能

（1）生津润燥、清宣肺气法：中医学理论认为，肺能"通调水道"，其宣发和肃降的功能对人体内水液输布、运行和排泄起着疏通和调节作用，可以将津液和水谷精微宣发至全身，濡养脏腑器官。如果燥伤肺阴，致使肺失宣降，则会出现两目干涩、咽干口燥、干咳、舌红少苔等症。女性到了更年期，由于内分泌改变，阴虚体质较常见，更易为燥邪所伤，如果伤在肺脏，则会出现上述症状，也包括干眼症。可以根据具体证候，采用百合、地黄、麦冬、玄参、当归、白芍、桔梗、薄荷、牡丹皮、玉竹、天花粉、五味子、甘草等中药治疗，根据个人症状的偏重适当调整用药，不方便就医者，亦可以服用百合固金丸，取其养阴润肺的功效，临床效果也比较明显。

（2）补血养肝、滋阴明目法：中医学理论认为，肝"主藏血""肝受血则能视""肝开窍于目"，如肝血不足，不能濡养于目，则两目干涩昏花，或为夜盲。从女性的生理规律而言，更年期女性本身就容易气血运行不畅、肝郁化火，导致津液耗伤，更易出现肝血亏虚、阴液不足的现象，所以用养肝补肾润燥的方药治疗更年期女性的干眼症疗效比较明显。成方可选用补肝散（山茱萸、当归、五味子、山药、黄芪、川芎、木瓜、熟地黄、白术、独活、酸枣仁）、大补阴丸（炒黄柏、酒炒知母、熟地黄、猪髓）加减。能够补血养肝、滋阴清热明目的中药还有白芍、菊花、决明子、木贼、蒺藜、柴胡、薄荷、青皮、黄芩、栀子、桔梗、陈皮、甘草等。

（3）补肾益肝法：肾与肝的关系极为密切，有"肝肾

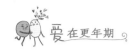

同源"之说，肝藏血，肾藏精，精能生血，血能化精，如果肾精亏损，则可导致肝血不足。同时，肾主水液，肾虚本身也可引起两目干涩、易疲劳。此类患者用六味地黄丸或杞菊地黄丸加减，能够获得很好的疗效。

2. 外治法

（1）针灸治疗法：取百会、睛明、攒竹、太阳、四白、风池、合谷、足三里、三阴交、太溪、太冲等穴进行治疗。

（2）中药蒸气熏法：可将野菊花、秦皮、黄柏、薄荷、桑叶、红花水煎，趁热熏蒸眼部。方中红花起活血通经、散瘀止痛的作用，其余5味药具有泻火解毒、平肝明目的功效或具有疏散风热、清肺润燥、清肝明目的功效，薄荷还具有清香升散的作用。坚持熏蒸对缓解干眼症患者两目干涩、酸胀的症状非常有效。

（3）中药外敷法：可取菊花、生地黄、石菖蒲、蝉蜕、决明子等，武火煮沸10分钟后用纱布浸药液湿敷双眼，温度与体温相同。每日3次，每次10～15分钟。方中菊花、生地黄、决明子有清火、滋阴、明目的功效，石菖蒲可以行气血，蝉蜕可以明目退翳，对两眼干涩、视物昏花者疗效明显。

（4）可同时配以耳穴贴压以提高疗效。

青睐女性的水肿

"水肿"这个词估计大家都听到过吧？它可能是多种原因引起的，也分好多种类，但有些水肿只发生在女性身上，如"经前期水肿""妊娠期水肿""围绝经期水肿"，也许您会说：围绝经期还会发生水肿吗？当然了，让我们一起来认识一下它吧！

围绝经期水肿多属于特发性水肿，半数人有轻中度肥胖，以双下肢指凹性水肿多见。"指凹性"，顾名思义，用手指按压，会出现凹陷，不能马上回弹，主要是体液渗聚在皮下组织间隙所致。为什么会这样呢？发病机制有：可能是毛细血管壁通透性增高了，也可能是好比过滤筛子的肾小球不好好工作了，还可能是产尿排尿的"肾素－血管紧张素－醛固酮"系统使抗利尿激素增多，引起肾小管对钠水的重吸收增多了。更年期的女性情绪不稳定、性激素波动也推动了水肿的发生发展。

当您反复出现水肿，特别是晚上或者长时间站立后明

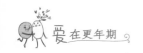

显，或者觉得自己总是肿囊囊的、皮肤有些发亮，或者体重早晚变化很大，清晨空腹和夜间睡前体重差在1.5千克以上，又经常伴有肢体困倦、心悸、头晕、腰酸、月经不调等症状，或精神抑郁、易激动、面部潮红、易出汗等表现，就要注意是否是围绝经期水肿了。当然，确诊定性交给专业的医生，需要排除一系列水肿相关的其他疾病（如肾源性、心源性、肝源性、黏液性、营养不良性水肿及药物等原因引起的浮肿）后才能诊断本病。西医多以限制钠盐摄入、运用利尿剂、休息及心理治疗等方法治疗。

中医学认为该病属于"水肿病"范畴，水肿病在发病机制方面与肝、肺、脾、肾、三焦有关。"年过四十，阴气自半"，处于绝经期前后的女性，正处于特殊生理阶段，肾中精气逐渐亏损，阴阳失和，肾气不足。而随着现代人生活节奏的加快，平素健身运动偏少，亚健康状态逐渐显现，很多人脾胃运化不佳，加之过食肥甘，导致痰饮内阻且运化失司，水湿内停，气滞血凝。可在医生指导下根据自己的证型选择右归丸、金匮肾气丸、黄芪三皮饮等，同时辅以艾灸、针灸、耳穴贴压等来治疗围绝经期的水肿。

那么，我们应该如何做才能减轻水肿带来的困扰呢？

首先，要调整好心态。临床实践表明，良好的心境、愉快的情绪在治疗上有一定的作用，对消退浮肿和改善其他症状都十分有益。

其次，避免长时间站立。 因为水肿的发生与体位有着密切的关系，多在长时间站立或活动后出现或加重，而平卧位休息后又逐渐减轻至消失。水肿常发生在清晨，颜面及手部比较明显，下午则以下肢和足部较显著。所以当站立时间很长，水肿严重时，应该稍事休息，并适当抬高双下肢以利于血液回流，减轻水肿。如果您的工作需要长时间站立，建议穿上弹力袜。

最后，在水肿期内，饭菜最好要清淡，每天食盐控制在3～5克。 禁忌油脂、海鱼、虾、蟹等。蔬菜中要忌用大量的葱、韭菜、姜、大蒜等辛辣食品；南瓜、雪里蕻、生冷水果等也应忌食。可以吃些鲤鱼、鲫鱼、瘦肉等，以及赤小豆、冬瓜、黄瓜、番茄等。水肿消退后，短时期内也应注意坚持低盐饮食，可适当增加一些营养丰富的食物。但要少吃或不吃富含胆固醇和饱和脂肪酸的食物。要选择植物油，如菜籽油、葵花籽油；多吃玉米面及蔬菜、水果、瘦肉、鱼类等胆固醇少量的食物；多食大豆制品，如豆腐、豆腐脑、豆浆、豆腐干，因为豆制品是很好的植物性蛋白；多吃蔬菜纤维，如豆芽、萝卜、芋头、海藻、叶菜类、土豆、黄瓜、青椒，以及

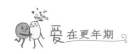

苹果、橘子等，都有助于消化液分泌，增加胃肠蠕动，促进胆固醇的代谢。

当水肿很严重时需要寻求医生的帮助，可适当应用利尿剂，但利尿的同时体内的电解质也会跟着流失，所以一定要听从医生的指导。

如何面对更年期的高血压病

李女士今年 46 岁了，除了经常潮热出汗、睡眠不好之外，最近又新添了一个毛病：头晕头痛，时不时觉得头脑昏沉沉的，有一次还差点跌倒。为此，她去了医院，经过一番检查后，更年期多学科综合管理门诊的医生给了她一个"新鲜"的诊断——更年期高血压病。这着实让她吃了一惊："什么？高血压还分更年期不更年期的呀？"

更年期高血压病属于特殊人群高血压病，多见于 40 岁以后，尤其是绝经后发病率升高。发病机制主要跟卵巢功能衰退、性激素水平波动有关。它受情绪状态、心理因素影响较大，具有明显的波动性，同时伴随一系列的更年期症状，血压多可通过休息、平复情绪等恢复正常。

原发性高血压病，不受年龄阶段影响，可发生在更年期前、中、后各个时期，同时会伴随一些器质性病变。但一部分更年期高血压病患者如果不积极干预，也会发展成为原发性高血压病。

说到干预，我们应该怎么做呢？

首先，健康的生活方式很重要。合理膳食、不暴饮暴食、减轻体重、少盐限油、戒烟限酒、适当运动、调整心态等。

其次，如果同时合并其他疾病，如糖尿病、高脂血症等，或血压持续升高，通过调整生活方式后血压仍未获得有效控制，那就要去医院寻求专科医生的帮助了。

最后，如果更年期症状很明显，不易改善，可以去更年期综合管理门诊，医生也会根据您的情况考虑是否应用激素替代治疗，使您平稳地度过由于更年期激素紊乱所致的高血压状态。

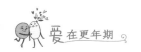

让生命之泉源源不绝

　　心血管疾病是绝经后女性死亡的主要原因，这一结论已被国内外学者证实。更年期女性常由于血管舒缩功能失调而出现阵发性的面红、潮热、出汗、怕冷，甚至有时还伴有心悸、胸闷、气短、头晕等症状。

　　国内外研究都发现，更年期过渡期频繁且持续的潮热会导致未来发生心脑血管疾病的风险升高。现在已经得到公认的是，无论是正常的自然绝经还是过早的人工绝经，都会引起血脂代谢紊乱，使血脂升高，因而提高了女性患动脉粥样硬化与冠心病的概率。因此，防治更年期心血管疾病是更年期保健的重要内容之一。

　　值得注意的是，更年期高血压病与高血压病、更年期假性心绞痛与冠心病心绞痛是有区别的（见表3、表4）。

表 3 更年期高血压病与高血压病的区别

	血压变化	伴随症状	治疗
更年期高血压病	收缩压升高为主,舒张压正常,波动明显。睡眠后往往降至正常	阵热、潮红、多汗。雌激素水平降低,眼底或心电图多没有改变	性激素治疗后血压可恢复稳定
高血压病	血压升高呈持续性,收缩压和舒张压都超过正常水平	头痛、头晕、心慌。胆固醇升高、眼底或心电图有改变	降血压药物

表 4 更年期假性心绞痛与冠心病心绞痛的区别

	与体力活动的关系	疼痛特点	治疗
更年期假性心绞痛	与体力活动没有关系,仅和情绪、精神有关	心前区持续性钝痛,持续时间可达10～15分钟	雌激素治疗有效
冠心病心绞痛	与体力活动和情绪激动有关系	胸前下段或心前区突发的压榨样疼痛或窒息样疼痛,并向左臂放射。心电图多有改变	口服硝酸甘油有效

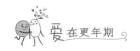

不少人更年期会发福，这时候要警惕代谢综合征、胰岛素抵抗、糖尿病、心血管疾病、肿瘤。此期一定要定期复查并适时接受医学干预，呵护心血管系统，保证生命之泉源源不绝。

为什么此时易被糖尿病缠上？

进入更年期的女性会出现种种身体和心理的问题，这不，张女士在更年期多学科综合管理门诊的一次查体中发现血糖高了，这使她很迷惑，烦心、潮热能理解，月经紊乱也能接受，这血糖高了是怎么回事？她平时也不爱吃甜食呀？

那么，究竟是什么让更年期女性陷入患糖尿病的风险之中呢？怎样才能帮助更年期女性预防糖尿病呢？

1. 认识糖尿病

糖尿病是一组以高血糖为特征的代谢性疾病。高血糖则是由于胰岛素分泌缺陷或其生物作用受损，或两者兼有引起。长期存在的高血糖，导致各种组织，特别是眼、肾、心脏、血管、神经的慢性损害、功能障碍。典型的临床表现为多饮、多食、多尿及体重减轻。糖尿病分为1型糖尿病、2型糖尿病、妊娠期糖尿病和其他特殊类型糖尿病。

2. 为什么糖尿病会缠上更年期？

血糖与雌激素关系密切，糖尿病患者的雌激素水平低于非糖尿病患者。胰岛素的分泌与垂体肾上腺皮质激素及性激素之间相互联系，**女性体内激素调节功能紊乱，雌激素水平下降，机体糖耐量降低，使胰岛素分泌绝对或相对不足，使糖代谢紊乱，出现高血糖状态，进而发生糖尿病。**

此外，很多女性在更年期情绪波动比较大，这会导致体内多种激素水平异常，如甲状腺素、肾上腺素等分泌增加。在人体内，胰岛素具有降糖作用，其他一些激素会有升糖作用。偶然的情绪异常，如兴奋、愤怒，造成激素异常是机体的一种应激反应，血糖的波动也是暂时的。但更年期阶段比较长，有人持续一两年，有人则可能持续四五年。所以这场持久的战争，会使血糖一直处于一个较高的水平，可能导致糖尿病的发生。同时，饮食结构不均衡，

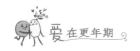

喜吃油腻食物，且不爱运动，都会导致中心型肥胖的发生，我们常常把肥胖和糖尿病称为"双胞胎"，所以肥胖也是糖尿病的一个危险因素。

如您正处于更年期，出现无故消瘦，明显的饥饿，无明显原因的视力下降，视物模糊，反复发生外阴瘙痒，肢体溃疡，或者有糖尿病家族史，就需要去医院做详细检查了。

3. 当糖尿病和更年期相遇，我们该如何平息这场"战争"？

（1）合理的膳食：我们的食物多是由碳水化合物、蛋白质、脂肪组成的。

碳水化合物说白了就是主食，如米饭、馒头、面条等，它们好比玉器珠宝，虽然不能直接用它们去"买东西（为身体供能）"，但它们进入体内后经过一系列变化能迅速地兑换成大量的"人民币（糖）"，从而使血糖升高。

蛋白质是组成生命的基础，它在身体里非常繁忙。构成身体细胞成分、构成酶和激素等重要生物活性物质、在减脂过程中保护肌肉组织、在特定环境中提供能量、参与人体免疫系统的正常运作、人体合成代谢的组成成员……如果蛋白质缺乏，会引起肌肉流失、机体免疫力下降、贫血，严重者将产生水肿，等等。

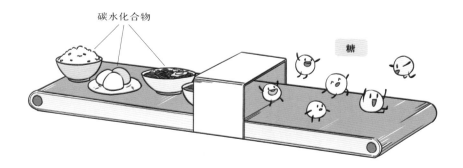

碳水化合物

糖

　　脂肪犹如我们身体里的"火炉"。它在人体内氧化后变成二氧化碳和水，释放热量为人体供能，让我们保持体温。同时也是合成各种激素和维生素的原料，维持着我们身体机能的正常运转。

　　所以，我们要少食多餐，饮食多样化。

　　（2）合理的运动：我们都知道肥胖是引发糖尿病的重要原因，所以我们就要远离肥胖。袋鼠大家都知道吧，大大的肚子、细小的四肢，这种中心型肥胖体形的人容易患糖尿病，所以要每天安排适量的运动，防止肥胖。

　　（3）良好的心态：保持心情舒畅、情绪稳定，乱中求静，这样才能使本就波浪起伏的激素对身体的影响降到最小。

　　（4）激素补充治疗：您肯定会说，既然雌激素水平下

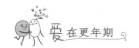

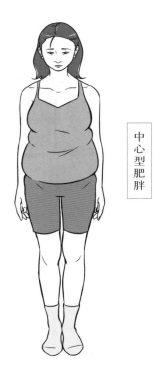

中心型肥胖

降了，那我补上不就可以了吗？其实不然。研究报道，患有1型糖尿病的围绝经期女性激素补充治疗，对血糖、血脂、血压、体重都疗效甚微。2型糖尿病女性在绝经后应用雌激素替代治疗，可改善胰岛素抵抗，降低空腹血糖、糖化血红蛋白和血清总胆固醇水平。

消化不良怎么调节

好多更年期的女性会有这样的感受，时不时出现嗳气、早饱、腹胀、肛门坠胀、排便不尽感、腹泻或者便秘等，也会有腹痛，常常在进食或受凉后加重。那么，这些情况跟更年期有关吗？又该如何调理呢？让我们来看看进入更年期时胃肠道会发生什么变化吧！

更年期的女性往往正处于家庭"承上启下"的特殊地位，工作的压力也较大，焦虑抑郁的发病率很高，而焦虑和抑郁这些精神神经症状，容易导致胃的分泌和运动功能障碍，使功能性消化不良的患者出现胃排空延迟、腹胀等症状。同时，此时期机体内雌激素分泌减少，垂体、下丘脑等"上级"器官均被调动起来，增加分泌以促进"下级"器官正常工作。而这些"下级"器官不仅包括卵巢，还有机体其他组织，其他本来正常的组织平衡就被打乱，则消化系统也会受到影响。

随着年龄的增长，尤其是在绝经后，不仅生殖系统发

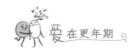

生功能衰退，消化器官也逐渐发生退行性变，消化液分泌减少，肠道肌肉逐渐萎缩，肠蠕动减慢，因而消化和吸收功能也逐渐减弱。食物进入体内后，我们的"加工厂"运作缓慢，造成食糜在肠道停留的时间较长，容易被细菌发酵，从而在结肠内产生较多的气体，导致腹胀。

1. 更年期的女性在什么情况下更容易出现胃肠不适？

不良的生活习惯：生活无规律、不按时排便、喝水少、高脂饮食、不锻炼、熬夜、吸烟、饮酒、喝浓咖啡等，容易出现更年期胃肠道症状。

生活环境的影响：工作加班加点、岗位调动、下岗退休、家务、子女教育、老人照顾、亲人变故、离异、经济拮据等各种压力，也容易导致更年期胃肠症状较重。

个人本身的因素：更年期综合征发生的时间、严重程度还与个人的性格、文化程度、职业、人际关系、家庭背景、遗传等有关，往往生活与工作都很成功的女性更容易出现。

2. 更年期女性的胃肠不适如何调理和治疗？

改善饮食习惯：多饮水，雌激素少了，保水作用减弱了，适量多饮水能改善症状。适量控制饮食总量，减少高糖、高脂、高能量食品的摄入，保证体重稳定。食物要易消化、易吸收、多种多样，保证各种营养的摄入。便秘者多吃粗杂粮、蔬菜等含膳食纤维高的食物，腹泻者相应减少上述食品的摄入。腹胀时减少牛奶、豆制品、面食等产气食品的摄入。反酸时少吃酸性食品和隔顿变性、淀粉含量高的食物。减少刺激性食品、饮料的摄入，不吃过辣食物，不吸烟、饮酒，少饮咖啡、浓茶。

雌激素替代治疗：对一般调理无效、症状严重者可用雌激素替代治疗，但一定要在专科医生指导下服用，并做到定期监测。

警惕隐藏的妇科肿瘤

刚过 40 岁的刘女士从半年前开始只要有性生活下体就会有少量出血，她以为自己得了阴道炎或者是擦破的，丝毫没有在意。可最近这种现象越来越频繁了，她只能来到医院，经过检查，医生告知这是宫颈癌，庆幸的是病情

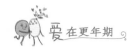

正处于早期。经过手术治疗之后，刘女士康复了。

更年期是性成熟期走向衰老期的一个过渡阶段，此时卵巢功能衰退，身体内外环境会出现一系列变化。这段时间女性朋友们一定要警惕肿瘤的发生，好多人错把肿瘤的临床症状当成是更年期的常见过渡现象，进而错失了最佳的治疗机会而造成不可挽回的严重后果。

1. 女性生殖器官肿瘤都有哪些？

女性生殖器官肿瘤包括卵巢肿瘤（如卵巢上皮性肿瘤、卵巢－性索间质肿瘤等），子宫体肿瘤（如子宫内膜癌、子宫间叶肿瘤等），子宫颈、阴道及外阴肿瘤，其他肿瘤。这些肿瘤都有良性及恶性之分。

更年期是妇科三大恶性肿瘤（子宫颈癌、子宫内膜癌及卵巢癌）的高发年龄段，必须提高警惕， 做到妇科恶性肿瘤的"三早"，即早发现、早诊断、早治疗。

子宫颈癌： 是最常见的妇科恶性肿瘤之一。全世界每年约 50 万女性罹患宫颈癌，超过 30 万人死亡，这是一个非常惊人的数字。高危型人乳头瘤病毒持续感染是致病的元凶，当病毒长时间存在于宫颈表面而机体又无力清除时，病毒就会安营扎寨，而且会逐渐侵犯正常的宫颈组织，导致"毒根"越来越深。另外，由于退休后的女性不经常参加筛查，总是羞于检查，有了症状亦不去就诊，因此即使在发达城市，晚期子宫颈癌还时有出现，这是一个值得重视的问题。

子宫内膜癌：绝大多数的子宫内膜癌发生于绝经前后的女性。我国子宫内膜癌的发病率近年亦在持续上升。因为处在围绝经期，容易被大家误认为是一般性的月经不调，不易被重视。有的女性绝经后又再次出现"月经"，被误认为还没有衰老，甚至还暗自窃喜；有的则表现为不规则阴道排液，伴腥臭味，这些情况必须要提高警惕，及早就诊。

卵巢癌：发病率虽略低于子宫颈癌和子宫内膜癌，但是由于卵巢位于盆腔深处，癌变早中期几乎无任何明显症状，难以早期发现，常在晚期才被诊断，死亡率超过前两种癌，它是妇科生殖肿瘤中相当隐匿的"杀手"。定期超声检查、监测卵巢肿瘤标志物 CA125 对于卵巢癌早期发现有着重要意义。如果有卵巢癌的家族史，可以去检测一下相关发病基因突变与否，经综合评估后预防性地进行输卵管卵巢切除也不失为一种方法。

可疑征兆

多数肿瘤在早期时没有明显临床症状，多是通过筛查被发现的。当出现阴道分泌物异常增多、排液、不规则阴

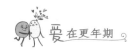

道出血、绝经后"大姨妈"又来"串门"、腹痛、大小便改变、外阴及下肢水肿等，就要高度警惕是否已经被肿瘤盯上了。

说到这里，不得不着重提一下，咱们也不能光盯着已经定性的坏家伙，还要注意某些可能变坏的"好孩子"。

孟女士 2011 年查出自己肚子里长了一个肿瘤，因为很小而且是良性的，就没在意，此后肿瘤慢慢长大，孟女士还是没有在意。但是 2019 年孟女士突然决定切除这个肿瘤，是什么原因让她下决心必须做手术呢？因为妇科专家告诉她：这种肿瘤平时与你相安无事，是"好孩子"，但突然变大的时候会变成"坏孩子"，需要高度警惕，特别是中老年女性，它会发生恶性变、大出血、严重感染等，会危及生命！那么，这种肿瘤是什么？为什么中老年女性要警惕？

这个"走向歪路"的肿瘤就是我们平素经常见到的"子宫肌瘤"，它是激素依赖性肿瘤，雌激素和孕激素均可刺激其生长，可以发生在子宫的任何部位。可能有人一听到"瘤"字就紧张了，其实大部分子宫肌瘤属于良性，并无明显临床症状，可不予治疗；但有 20%～25% 的子宫肌瘤可能导致异常子宫出血、贫血、压迫感及不孕等症状，或出现变性，需要治疗。也许您又紧张起来了，"变性"是什么？肌瘤变性分为玻璃样变、囊性变、红色变、钙化、肉瘤

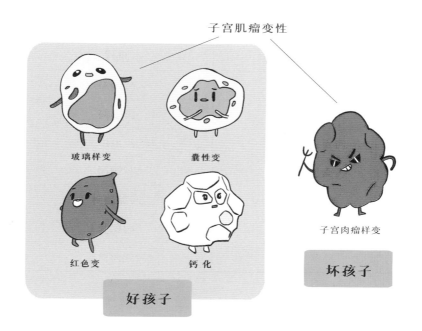

子宫肌瘤变性

玻璃样变　　　　　囊性变

红色变　　　　　钙化

好孩子

子宫肉瘤样变

坏孩子

样变。前四种变性都属于良性变性，只有肉瘤样变才是那个"坏孩子"，而当它变坏时，也改了名字，叫"子宫肉瘤"。

2. 子宫肉瘤不带"癌"字，那是癌吗？

医学上我们将恶性肿瘤来源于上皮组织的叫癌，来源于间叶组织的叫肉瘤。所以答案是肯定的，它是伪装在子宫肌瘤中的恶性组织，且多见于绝经期，短期内生长迅速，稍有不慎就会破裂大出血，而且是非常汹涌、危及生命的大出血。

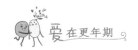

爱在更年期

3. 更年期是妇科肿瘤多发的时期，我们要怎样预防和自查？

（1）平和情绪，适当运动，合理饮食。

（2）自我查体，至少每月一次。看症状：是否有以上提到的情况。查身体：平卧于床上，解开衣物，用手指在腹部顺时针或逆时针依次按压腹部，看看是否有疼感或者包块，或者您认为任何与平时不一样的感觉。

（3）如果年龄允许尽快接种 HPV 疫苗，它能帮您把绝大多数的宫颈癌扼杀在摇篮里。

更年期，更要呵护好乳房

乳房对于女性朋友来说是个别具特色的器官，它是美的象征，也是我们繁衍哺育子孙的摇篮，但随着更年期的到来，生理功能从成熟走向衰退，各个器官功能也在逐渐减退，给疾病留有可乘之机，号称"红颜杀手"的乳腺癌也悄然而至。那么，在这个特殊的时期，我们该怎么呵护我们的乳房呢？

首先，我们要了解乳房，它是由皮肤、纤维组织、乳腺腺体和脂肪组成的，乳腺癌是乳腺上皮细胞在多种致癌因子的作用下，发生增殖失控的现象。乳腺癌99%发生在女性，男性患者仅占1%。

1. 有哪些情况或者原因容易发生乳腺癌呢？

（1）年龄因素：发病率随着年龄的增长而上升，45～50岁较高；死亡率也随年龄而上升。

（2）遗传因素：有乳腺癌家族史者其发病率比普通人群高3～5倍。

（3）基因突变。

（4）免疫功能降低。

（5）其他乳腺疾病演变而来。

（6）月经初潮及绝经年龄：初潮年龄早于13岁，绝经年龄大于55岁者。

（7）婚育情况：未婚、未育、晚育、未哺乳者。

（8）内分泌紊乱。

（9）长期口服避孕药。

（10）不良生活习惯。

（11）肥胖。

（12）情绪障碍。

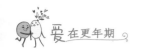

有人会说：我要是没有以上的情况呢，我从来没有什么乳腺疾病呀。为什么说更年期要更加重视乳腺呢？让我们来看看更年期对乳腺有什么影响吧！

首先从生理变化来说，乳腺是个敏感的器官，容易受到体内性激素的影响，进入更年期后，随着卵巢功能的衰退，内分泌出现紊乱，也易发生脂肪蓄积，出现雌激素异常增多，刺激乳腺组织，同时机体免疫力降低，防御功能下降，乳腺就会容易"受伤"。另外，更年期的女性情绪容易波动，抑郁、焦虑状态等也此起彼伏，也会导致乳腺容易"受伤"。

2. 平时我们该怎么去检查、呵护乳房呢？

乳腺癌属于体表肿瘤，很容易早期发现，大多数乳腺癌是由患者自己或者配偶发现的。

（1）如何进行乳腺的自我检查

① 检查时间：月经干净后的一周内。

此时雌激素对乳腺的影响是最小的，比较容易发现病变；如果已停经、闭经或更年期月经紊乱，则可固定每月的某一天进行检查。

② 方法：一看，二触，三按。

一看：找面镜子，看看两侧乳腺（包括双手举高及双手叉腰）大小形状有无不对称和轮廓有无改变，有无皮肤皱褶、凹陷、乳头回缩等情况，乳头有无分泌物；然后双手举起，侧身看看有无改变。

二触：平躺，如检查左侧，则将左臂举过头顶，以右手手指的指腹顺时针或逆时针轻轻触摸，千万不要揉捏或大把大把地抓摸，避免肿瘤扩散及以防把正常的乳腺小叶错误地认为是乳房肿块。注意不要漏掉乳头周围及腋下。

三按：以拇指和食指压拧乳头，注意有无异常分泌物、变形或糜烂、凹陷等。

（2）目前推荐的乳腺筛查方法

① 乳腺彩色超声检查：可能对致密型乳腺的筛查有价值。可通过乳腺局部血管的变化发现部分早期病变。

② 乳腺 X 线检查（钼靶）：目前国际上把钼靶检查作为乳腺癌筛查的常规检查手段，认为其射线剂量低，不会危害女性健康。

③ 乳腺临床体检：您可以寻求临床医生的帮助，让医生来实际进行查体看看您的疑惑是否需要进一步检查。

（3）开始筛查的年龄、时间间隔

一般建议 40 周岁开始筛查，每年 1 次。如果您有前面提到的（73 页）高危因素，建议提早开始，并提高筛查的频率（每半年一次）。70 周岁及以上人群可每 2 年 1 次。

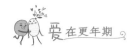

3. 乳腺癌的治疗方法

得了乳腺癌不是对生命历程终结的宣判，大家要树立坚定的信心。

医生会根据肿瘤的分期和患者的身体状况选择治疗方案，手术、放疗、化疗、内分泌治疗、生物靶向治疗及中医药辅助治疗等多种手段的联合应用，可尽最大可能提高乳腺癌的疗效，很多患者即使在发生全身转移后仍能长期"带瘤生存"。目前乳腺癌已成为疗效较好的实体肿瘤之一。

4. 如何管理好乳房？

（1）达到和保持健康的体重，避免肥胖。

（2）有规律适度地锻炼。

（3）合理营养和膳食，谨慎食用保健品。

（4）尽量避免电磁辐射和接触放射线。

（5）定期进行乳房自我检查，实时了解乳房动态变化，如果乳房出现异常迹象，应及时就诊。

更年期来了，我的"性福"去哪儿了？

张女士 45 岁，因为阴道少量流血就诊，妇科检查时医生常规询问了一下是否有同房后出血的情况，她的回答和反应颇让医生意外："我已经快一年没同房了。"而且一再强调自己是真的已经一年没有性生活了，让医生一定要相信她，仿佛觉得性生活是一件非常不光彩的事情，医生在哭笑不得之余，觉得很有必要表明一下态度，"其实这个年龄有性生活是很正常的事情，是身心健康的表现"。

王女士 48 岁，因为"月经失调就诊"，医生询问病史及妇科查体觉得问题并不大，仅仅是月经提前 3 ～ 4 天而已，妇科查体结束后，王女士拉住医生，非常难为情，欲言又止的表情，几经鼓励，她终于说了，其实她也觉得月经没什么大问题，她的问题是她月经刚干净的那几天特别想同房，又觉得都这个年纪了，不该有性生活了，问医生该怎么办，医生的处方是：只要月经干净，想同房只管

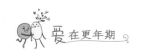

同房，只要注意个人卫生，既不危害健康更无须治疗。

中年后的"性趣"会出现不同的变化，这与性激素有关。第一种情况比较多见（对性事不感兴趣），随着卵巢功能的减退，雌孕激素下降，使许多女性出现沮丧、易怒、不安等情绪，以致对性事不感兴趣。第二种情况相对少见，部分女性在更年期的性欲明显增强，主要是这一时期雌激素水平下降，女性体内对性欲起重要作用的雄激素相对增加所致。

妇科门诊总是会碰到许多和性有关的问题，大胆咨询的少，更多的是欲言又止，她们对性的理解也存在许多误区。

那么，更年期女性要不要"性福"？中国人受千百年传统文化的影响，对性的表达向来比较含蓄，总觉得性不能登大雅之堂，甚至是"谈性色变"，尤其是上了年纪的人谈性似乎颇有老不正经之嫌。然"食色，性也"，恰恰反映了性其实就像吃饭一样，是人类生存的基本生理需求，不去谈论并不等于没有问题存在，妇科门诊总少不了一些与性有关的咨询。下面就和大家谈论一下围绝经期的性。

1. 如何看待更年期性生活

可以肯定的是，以上两位女士经历完全相反，但本质是一样的：那就是她们似乎都觉得年纪大了，夫妻生活可有可无，基本上持消极态度，认为人到中年，有性生活是件"害臊"的事情，其实对更年期夫妻的性生活我们应该持正向和积极的态度，而不是拒绝和消极对待。

2. 更年期规律性生活的好处

（1）规律的性生活有助心脏健康，有助强身健脑娱悦身心，有益于中老年的身心健康。

（2）适度的性生活可以预防阴道粘连，尤其是老年女性或有阴道手术史者。

（3）规律性生活有利于缓解压力，适度的体力活动可以促进睡眠，缓解神经衰弱。

（4）性生活有体育锻炼的作用，适度的性生活可以增强抵抗力，还有美容的作用。

（5）规律的性生活有防癌作用（如乳腺癌），也有助于发现早期的宫颈癌。

（6）适度的性生活可以预防尿失禁。

（7）适度的性生活有利于夫妻关系的和谐，有利于婚姻家庭的稳定幸福；可以抵御抑郁症、预防痴呆症，有益于男性长寿。

（8）规律的性生活有利于持续保持性生活的能力。

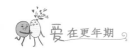

3. 为什么更年期后性生活会出现不适感

许多更年期的女性觉得自己不再如年轻时享受性生活的美妙，甚至在性生活时出现诸多不适，如阴道干涩、烧灼感，甚至疼痛，所以排斥、抗拒性生活，有时候因男方有性需求，勉强应付，确实苦不堪言。为什么会出现这种情况呢？

随着女性年龄的增大，卵巢功能减退，雌激素水平下降，带来生殖系统的萎缩：外阴和阴道胶原、脂肪减少，保留水分能力下降，腺体萎缩，分泌减少，皮脂分泌也减少，导致阴道干涩；外阴和阴道皮肤变薄，阴道壁皱褶减少、弹性下降，导致性生活不适，烧灼感，甚至疼痛；同时因为阴蒂萎缩，对刺激不敏感，导致性生活愉悦感下降；卵巢功能衰退后生殖系统血循环减少，神经末梢分布减少，进一步影响性生活质量。

4. 如何改善更年期性生活质量

（1）坚持凯格尔运动。凯格尔运动可以增强盆底肌的力量，可以减轻或预防压力性尿失禁，还可以促进直肠和阴道区域的血液循环，坚持锻炼会增强阴道的弹性，有利于保持性生活的能力。

（2）如有性生活不适不必害羞、回避，应该及时就医。专科医生会根据具体情况给予药物治疗，如局部应用雌激素软膏，局部应用雌激素软膏组织吸收很少或基本不吸收，所以不受"窗口期"的限制，如果同时伴有更年期症状，且没有激素使用禁忌证，可以给予口服激素治疗。不管是口服还是局部应用激素都可以明显改善生殖道萎缩症状，增加阴道润滑和弹性，从而缓解性交不适，同时还可以有效预防萎缩性阴道炎和尿道炎，可谓一举多得。如果实在不愿去医院，局部运用一些润滑剂也可以减少阴道的干涩。

（3）改变观念，合理安排工作生活。首先改变传统观念，以积极正向的科学态度对待中老年后的夫妻生活，中老年夫妻应保持和谐正常的性生活。人到中年，夫妻双方都可能忙于事业，无暇顾及夫妻生活，所以要合理安排工作生活。

5. 更年期后性生活注意事项

（1）性生活的频率：近代著名性学家（美国金赛）推出性爱频率公式，40 岁左右每周 1.4 次（约 5 天 1 次），60 岁左右平均每周 0.5 次（约 2 周 1 次），具体因年龄、个体健康状况而定。

（2）注意性卫生：包括沐浴、外阴清洗、双手清洗等。

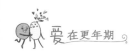

（3）润滑：适当使用润滑剂或在医师指导下使用雌激素（软膏、贴片或口服）。

（4）力度适宜，避免粗暴，防止阴道壁损伤。

（5）注意妇科疾病及内外科疾病：妇科常见阴道炎、盆腔炎需要抗感染治疗；妇科肿瘤根据良恶性采取相应手术治疗；中老年女性伴有高血压、糖尿病、冠心病等应征求相关专科医师的意见。

预防阿尔茨海默病

哎呀，我的手机放哪了？

刚才记得手里还拿着钥匙呢，怎么会没有了呢？

米放好了，却忘了按下煮饭键。

走出去半天了，又在回想我到底关没关窗户、电视机的电源拔没拔啊？

······

您有没有觉得，不知从什么时候开始，这些情景总是出现，生活变得乱七八糟、丢三落四，常常忘了自己要干什么，大脑"一片空白"。当然，这种"短路"如果偶尔发生，谁也避免不了，但如果经常地、持续地、越来越频繁地出现，就需要注意了，您要警惕是不是出现了阿尔茨海默病的前兆。

1. 您了解阿尔茨海默病吗？

阿尔茨海默病，大家听起来很陌生，但它还有个俗称——老年痴呆，这是一类复杂的神经退行性疾病，即出现比正常年老过程更严重的衰退。

人类的脑神经很神奇，各个神经细胞好比我们每个人，神经通路好比道路，当我们一起做事情时，大家会互相商量、彼此沟通，然后一起踏上征程去完成目标。但当神经系统发生病变时，神经细胞之间不能互相交流，传送系统交通瘫痪，也不能让各种营养分子顺利自由通过，最终导致神经细胞的死亡。波及相应的大脑区域，特别是在海马区和皮质区，造成记忆丧失、智力下降、判断受损、语言减退及抑郁等症状。

2. 发病的危险因素

（1）遗传和环境因素

① 在阿尔茨海默病患者中检测出许多基因分子病变。

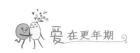

② 环境中有毒物质浓度水平的升高，与痴呆风险存在一定关系。重金属或毒物的摄入量与痴呆风险增加呈正相关，而锌和硒则是重要的保护因素。

（2）病理生理因素

① 多种慢性疾病，如肥胖、高胆固醇血症、收缩压高等是阿尔茨海默病的重要危险因素。空腹胰岛素水平越高，可能导致语言记忆能力下降的数值越大。而脑萎缩、脑梗死、高血压、冠心病等疾病都会影响老年人的智能，降低生活质量和生活能力，并使老年人的认知能力进一步下降。

② 超重及肥胖会增加本病的发生风险。

（3）睡眠失调

睡眠不足会增加阿尔茨海默病的患病风险，尤其是深睡眠不足。由于大脑缺乏清理"垃圾"的淋巴系统，而脑脊液是大脑"垃圾"的清洁工，深睡眠是大脑"垃圾"的最佳清理时间，而睡眠不足时，不能及时、完全将大脑内的"垃圾"清除，所以会增加患病风险。

（4）不良的饮食方式

经常食用水果和蔬菜、鱼类和 Ω-3 脂肪酸丰富的食用油可以降低患老年痴呆的风险。您听说过"地中海饮食"吗？这是以摄取高水平蔬菜、豆类、水果、鱼类、坚果、谷物和不饱和脂肪酸、低饱和脂肪酸和肉类、低到中度奶制品、规律的中度饮酒（主要是葡萄酒）为特征的一种饮食方式。有研究表明，4 年的地中海饮食可使老年痴呆的风险降低 1/3 以上，所以均衡饮食很重要。

（5）饮酒和吸烟

轻度饮酒可以预防痴呆，但不是酗酒和酒精中毒哦！吸烟会极大地增加精神衰老的风险，特别是晚年的心理、精神和神经方面的障碍。

（6）各种社会因素影响

社会性心理负担较重、早期的抑郁症史、心理痛苦经历、抑郁和焦虑、社会隔离以及缺乏认知活动等会导致记忆和学习、认知问题。

（7）教育相关

具有较高教育水平的老年人群中患病率或发病率较低。

总之，各种遗传因子、众多环境危险因素、超重与肥胖、睡眠失调、营养与饮食、饮酒和吸烟、心理压力与抑郁、经济地位等综合调节我们的认知功能。

3. 常见表现

早期：由于老年痴呆是逐步发病的，其早期常常被忽略。常见症状包括健忘、失去时间感、在熟悉的地方迷路等。

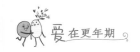

中期：随着老年痴呆发展到中期，体征和症状更为明显，包括对最近的事件和人名健忘，在家里迷路，沟通困难增加，需要个人护理人员的帮助；经历行为变化，常出现幼稚行为，强迫行为，无目的行为，如翻箱倒柜、乱放东西、爱藏废物并将其视作珍宝；不注意个人卫生习惯，衣脏不洗，晨起不漱；动作日渐减少，端坐一隅，呆若木鸡；不能照料自己的生活，甚至不能自己吃饭，大小便失禁，类似植物人状态。

晚期：近乎完全依赖他人照顾，几乎完全不活动。出现严重记忆障碍，身体上的体征和症状越发明显。症状包括无法感知时间和地点，辨认亲戚朋友存在困难，自我护理方面越来越需要协助，走路困难，更多行为变化，可能具有攻击性。

4. 为什么阿尔茨阿默病女性患者多于男性？

女性本病的发病率明显高于男性，这些与基因变异、女性更年期以及女性较男性长寿有一定的关系。女性一过60岁，老年痴呆的发生率上升得很快，那为什么经历了更年期发病率就会升高呢？因为女性的雌激素有助于保持脑部新陈代谢的规律，并且能维持认知功能正常，更年期以后，雌激素水平下降明显，从而影响女性的认知功能。

5. 雌激素替代疗法是有效预防手段

阿尔茨海默病的治疗是个世界性的难题，科学家在治疗阿尔茨海默病上遇到了相当多的"拦路虎"，目前并没有能够治愈或改变其病程发展的完美方案。对于女性而言，雌激素具有神经保护作用，能帮助绝经后女性抵御年龄相关性疾病的发生，雌激素替代疗法作为临床上绝经后女性疾病预防的有效手段，得到广泛关注。但雌激素治疗不可盲目应用，需要医生对具体情况的全面评估以及相应的后期跟踪监测。

6. 预防重于治疗

为了预防一些疾病的发生，我们会从出生开始就不断地接种各种疫苗，如乙型肝炎、百日咳、白喉、水痘等疫苗，因为疫苗可以增强我们体内的防御系统，为我们配备身体"卫士"，阻御"敌人"的侵袭。有人会问了，有没有预防阿尔茨海默病的疫苗呢？科学家已经在努力研制了，但截至目前还没有投入临床试验。既然没有特效药，也没有疫苗可用，预防就显得尤为重要，预防阿尔茨海默病可以从以下几方面着手。

（1）饮食方面：均衡饮食，注意补充富含卵磷脂、维生素 A、维生素 E 和锌、硒等微量元素的食物。减少铝质

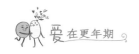

炊具的使用。

（2）保持适当的体育锻炼和劳动：这样可以增加血液循环，使我们的大脑血流量供应更加充分，从而带来更多的养分，使我们的神经组织更加具有活力。锻炼的同时，也会保持合适的体重，远离肥胖。

（3）积极控制原发疾病：告别香烟，避免高血压，控制糖尿病、高脂血症等。

（4）保持积极的心态：减少抑郁，多与人交流，不要与社会脱节。

（5）维护好大脑：勤动脑，丰富生活，从不同的方面积极地让大脑活跃起来，这样才可以让大脑跟随我们老去的脚步而不提前"生锈"。

此"瘦"非彼"瘦"

一个关于减重的故事

门诊来了一位 45 岁的患者，她说自从她减肥后就月经不调了，量特别少，想看看是怎么回事儿。这位女士看起来小巧玲珑，身材偏瘦，医生问她怎么减肥的？她说就是管住嘴，一天吃两顿饭，每顿都很少吃主食，一个月就瘦了5千克。

我们在佩服她毅力的同时也不禁为她担忧，这样的减肥方法对身体真的好吗？

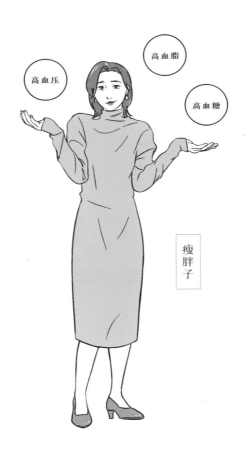

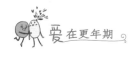

什么样的人需要减重？

首先提一个大家比较陌生的概念：体脂率。 也就是身体内脂肪重量占身体全部重量的比例。成年人的体脂率正常范围分别是：女性 20%～25%，男性 15%～18%，若体脂率过高，体重超过正常值的 20% 以上就可视为肥胖。我们在生活中经常见到一些人，明明体重正常，但是患有高血压、高血脂、高血糖，这是为什么呢？其实通过体成分测量仪检查常常发现他们的体脂率过高，肌肉量不足。医生给他们起了个贴切的名字：瘦胖子。这里教大家一个简单的方法来判断自己是不是太"胖"了。

不论体重高低，如果发现：① 腰腹有赘肉；② 四肢非常松软，肌肉少，如在上臂出现"拜拜肉"；③ 内衣在背部勒出深沟。只要这三点符合一点，就可以考虑减脂减重了。

还有一个名词很重要——腰臀比。 也就是腰围和臀围之间的比例，和健康有着非常密切的关系。测量方式也很简单：用腰围除以臀围即可。腰围的测量部位是肚脐上缘，就是腰最细的部位；臀围测量臀部最宽处。这个比值越低，腰越细，臀越大。正常的腰臀比，男性为 0.85～0.90，女性为 0.67～0.80。腰臀比是早期研究中预测肥胖的指标。比值越小，说明越健康。

如何简单判断自己的腰臀比是否超标？可以试试这个方法：当你觉得穿衣服时腰腹比较紧绷或是皮带需要一放再放，尤其是需要努力吸气才能将裤子提上或是明显能感觉到腰腹有很多赘肉的时候就需要注意了，也就是我们常说的女有"游泳圈"，男有"将军肚"。

最后一个大家很熟悉的指标是体质指数，简称 BMI，BMI = 体重（kg）/［身高（m）］^{2}。偏瘦：BMI<18.5 kg/m^2；正常：18.5 kg/m^2 ≤ BMI<24.0 kg/m^2；超重：24.0 kg/m^2 ≤ BMI< 28.0 kg/m^2；肥胖：BMI ≥ 28.0 kg/m^2。

所以，胖瘦不能单看体重，到底胖不胖、身材好不好，要全面评估衡量。所谓"肌理细腻骨肉匀""嬛嬛一袅楚宫腰"正是纤纤身材的写照。快来测测您的体形、体重达不达标吧!

别让更年期成为发福期

据调查，约 60% 的绝经后女性处于肥胖状态。女性绝经后比绝经前平均增重约 2.5 千克，而这些重量的绝大部

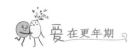

分是脂肪。我们知道，中央性的脂肪积累，会增加患糖尿病和心脏病的风险。所以，绝经后女性发福，对健康而言并非好消息。绝经后女性的能量代谢率下降了，也就是说吃进去的没有增加，消耗掉的却比以往少，能量蓄积，脂肪自然堆积。常言道，年轻人像早晨八九点钟的太阳，充满活力，新陈代谢旺盛；而中老年人新陈代谢减慢，体重增长不足为奇。

科学研究发现，绝经后女性的能量代谢率下降主要体现在静止代谢率的明显下降。而静止代谢是每日能量消耗的最主要部分，占 60% ～ 70%。一旦静止代谢率略有下降，能量消耗便明显减少，更容易发生脂肪堆积。调查发现，女性 48 岁前静止代谢率并不随年龄变化，48 岁以后每 10 年下降 4% ～ 5%；另有研究表明，绝经是影响静止代谢率的独立因素。可以推算，女性在 50 岁前后，会储存 3 ～ 4 千克的脂肪。

绝经后发胖的因素

为什么并不是每个女性绝经后都发胖呢？这与遗传因素有关，但神经、内分泌系统的巨大变化也起到不可忽视的作用。女性更年期时，卵巢功能下降，体内缺乏雌激素，使她们情绪低落，闷闷不乐，对许多事情丧失兴趣，更不用说主动锻炼身体了；而一些决定食欲的神经肽类物质却增多了，让她们胃口大开。有些人注意合理膳食，有意调整心态，如多外出、多交友，努力使自己平稳度过更年期，也许体重改变就不那么明显；而另一些人，对自己的懒动好食听之任之，难免发福；更有极少数的更年期女性，由于更年期症状重，情绪极为低落，整夜难眠，还得应付日常工作，体重甚至明显下降。

国内外研究结果均表明，更年期激素替代治疗不会导致发福。在刚开始治疗的1～2年，由于轻度水肿，少数人体重会增加1～2千克。但随着用药时间延长，水肿逐渐消退，体重会恢复如前。

吃喝不胖的营养秘诀

1. 更年期，饮食结构要调整

处于更年期的女性，伴随着卵巢功能的逐渐衰退，体内的雌激素水平也在逐渐下降，机体的各项功能开始减弱，再加上这一时期的女性活动量减少、基础代谢降低、对热量的需求相对减少。

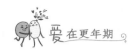

因此，处于更年期的女性，如果不注意合理调整饮食会容易发生"中年发福"。

2. 更年期，每天需要多少能量

处于更年期的女性，每天摄取的能量目标是"维持标准体重"。那么，请大家先计算一下自己的标准体重吧。

（1）身高≤175cm：标准体重（kg）＝身高（cm）－105；

（2）身高≥176cm：标准体重（kg）＝身高（cm）－110。

那么，我们现在是什么样的体形呢？目前国际通用评价体形的方法叫作体质指数法（BMI）。

体质指数（BMI）＝体重（kg）/［身高（m）］^{2}

根据中国人群资料制定的判断中国人体形标准：BMI<18.5 属于消瘦、BMI 18.5 ~ 23.9 属于正常、BMI 24 ~ 27.9 属于超重、BMI ≥ 28 属于肥胖。根据这一标准，我们现在也可以了解我们的体形了。

最后，根据不同劳动强度和现有体形来评价每日需要的能量（见表5）。

表 5　不同劳动强度和体形的人每日所需能量

劳动强度	例子	所需能量 [kcal/kg·d]		
		消瘦	正常	超重
卧床	休息	20～25	15～20	15
轻	办公室工作、教师、售货员、钟表修理工	35	30	25～30
中	学生、司机、电工、外科医生	40	35	30
重	农民、建筑工人、搬运工、伐木工、舞蹈演员	40～50	40	35

举例说明一下：

女性，56 岁，身高 163cm，体重 67kg，教师，她的一日所需能量是多少呢？

首先计算标准体重：标准体重（kg）=163－105=58；

再判断体形：BMI=67/（1.63）^{2}=25.22，超重体形；

最后确定能量需求量：58×（25～30）=1450～1740kcal。

现在请大家根据自己的身高、体重、职业计算一下自己的一日能量需求量吧。

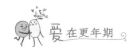
3. 更年期，每天需要能量怎样安排

计算出一日机体需要摄取的总能量后，接下来我们就要在总能量的范围内精心安排一日三餐，以达到营养均衡、健康美味的目的。

在制定一日三餐时我们的原则是：粗细粮搭配，多吃蔬菜水果和薯类，增加蛋白质的摄入，低糖、低脂饮食，补充钙、铁，减少食盐的摄入，拒绝刺激性食物，饮食清淡为主。在总能量的供应中，专家建议的各大营养素分配比例为：蛋白质占 15% ～ 20%、脂类占 20% ～ 30%、碳水化合物占 55% ～ 60%。

更年期女性雌激素水平下降，对血脂的调节作用减弱，往往会出现血脂升高。不同类型的脂肪酸对血脂的影响也不同，饱和脂肪酸能够升高血脂，而多不饱和脂肪酸可使血浆中胆固醇和低密度脂蛋白胆固醇水平显著降低，因此，建议更年期女性饮食中多选择植物油，如菜籽油、葵花籽油和橄榄油等富含不饱和脂肪酸的食用油类。

处于更年期的女性活动量减少，热能消耗降低，食糖过多会增加胰岛负担，易发生糖代谢紊乱，增加患糖尿病的风险；糖类进食过多，还能促进肝脏合成脂类，使血脂升高，增加发生动脉粥样硬化的风险，还可能引起脂肪肝和肥胖，增加心脏的负担。因此，更年期女性提倡低脂、低糖饮食。

更年期女性由于体内雌激素水平和骨组织合成代谢的下降，容易发生骨质疏松症；同时这一时期的女性受体内激素的影响，情绪不稳定，若体内钙含量不足，会引起情绪上的波动，增加精神及生理上的痛苦。因此，补钙对更年期女性来说尤其重要。平时可多吃一些含钙高的食物，如牛奶、酸奶、豆制品和海藻类等，养成每日喝一杯奶的好习惯。

同时需要补充适量的维生素 D，经常晒晒太阳，可以增强机体钙的吸收。

在日常的饮食中要控制盐的摄入量，每日食盐不能超过 6 克，过咸的饮食可以引起更年期水肿、血压升高，加重身体不适。

每日所需总热量，早、中、晚三餐按照 30%、40%、30% 的比例分配。加餐的食物一般是从正餐中匀出 25 ～ 50g 主食。

加餐时间：上午 9：00 ～ 10：00；下午 3：00 ～ 4：00；晚上睡前。

晚上睡前的加餐，除主食外尚可配牛奶 1/2 杯或鸡蛋 1 个或豆腐干 2 块等富含蛋白质的食物，以延缓葡萄糖的

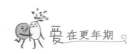

吸收，防止夜间出现低血糖。

4. 小心零食背后隐藏的"甜蜜陷阱"

甜、香、脆、咸等多种口味的小零食时常让我们欲罢不能，不经意间这些小零食充满我们的生活。更年期的女性要克制零食对您的诱惑，做到尽量少食用零食、食用热量低的零食。

经常食用过量的零食会对人体造成以下影响。

（1）食用零食造成摄入热量和油脂过多

零食含有很高的热量，如瓜子、巧克力、冰激凌等。当人体摄入的热量远远超过身体日常活动所需能量后，多余的热量将转化为脂肪储存在脂肪细胞内，使脂肪细胞肥大，日久就会导致脂肪堆积，发生肥胖。

零食造成肥胖具有很大的隐匿性，人们往往在不经意间就摄入了过量的热量和脂肪。如150颗瓜子大约相当于吃了一汤勺油、5颗牛奶糖；一包鱿鱼丝的热量就等于一碗白米饭，至于那些油炸类的零食，如薯片所含的热量就更加可怕了。

（2）食用零食会造成营养不良

食用零食会造成营养不良，即缺乏优质蛋白、维生素和矿物质等营养元素。很多零食被世界卫生组织列为"垃圾食品"，如油炸类食品、话梅蜜饯果脯类食品、饼干类食品（不包括低温烘烤和全麦饼干）等。所谓"垃圾食品"是指仅提供一些热量，不含其他营养素的食物。更年期女性饮食中需要获取足量的优质蛋白、丰富的维生素和矿物质。要控制好总能量的摄入、降低油脂的摄入量，控制好体重。过多地食用零食将与我们的膳食原则背道而驰，因此，更年期女性要控制零食的摄入量，远离垃圾食品。

更年期仍要充满运动的热情

生命不息，运动不止，运动对预防老年慢性疾病、消除疲劳、健康长寿有重要作用。运动还可以缓解潮热、失眠等更年期症状，并能够减少绝经相关心血管疾病、骨质疏松症、抑郁症的发生风险。

每个人应根据自己的身体健康状况、运动强度、使用的器材、锻炼程度、周围环境、兴趣爱好等，选择不同的运动内容和方式。更年期女性应选择能够活动到各关节、各肌肉的全身性项目，如慢跑、太极拳、游泳、保健体操

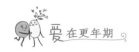

等。不宜做强度过大、速度过快的剧烈运动，如冲刺、跳跃、憋气、倒立等。

1. 更年期运动应遵循以下原则

（1）要掌握适当的运动量

通常在锻炼后身体感到有些发热，微微出汗，无疲劳感，感到轻松、舒畅、食欲和睡眠都很好，就说明运动恰当，效果良好。如果运动后感到头昏、胸闷、气促、恶心、食欲与睡眠不好，有明显的疲劳感，则说明运动量过大。

建议运动按照"1357"原则进行："1"指每天运动一次，"3"指每次至少运动30分钟，"5"指每周运动5次，"7"指运动时正常心率是170减去年龄数。

（2）要循序渐进

运动强度：由较小逐渐过渡到中等程度。

运动方式：由易到难，由简到繁，时间要逐渐增加，可以从10分钟开始，以后按照5～10分钟的递增量增加，对有减肥需求的人，需要循序渐进地达到1个小时左右为佳。

每次运动要由静到动，再由动到静，逐步过渡，运动前要做准备活动，运动后要做整理运动。

（3）选择合适的地点和时间

最理想的锻炼地点是空气新鲜的地方，如湖边、公园、清洁宽敞的绿化地区，选宽敞、通风的场地；锻炼时要注意时间，清晨环境宁静，空气清新，是锻炼的好时光。但在一些大型厂矿比较集中的地区，冬季早晨雾多，空气尘埃多，因此，最好在太阳出来稍后一些时间或太阳落山前进行锻炼。

当然，如果遇到恶劣天气，或在时间安排上过于紧张，以户内运动代替户外运动也是一种很好的选择，但要加强室内通风。另外，饭后不要马上运动，以吃饭后半小时再运动较好。

（4）要持之以恒

若三天打鱼，两天晒网，不但锻炼的成果得而复失，而且会因身体不能适应突然的运动，造成意外的损伤。

（5）要注意呼吸方式

运动时要用鼻吸气，自由呼吸，因为空气经鼻吸入，鼻毛可挡住灰尘，鼻腔黏膜可调节空气的温度和湿度。同时呼吸要自然，因为憋气时胸腔内的压力大，不利于血液流至心脏。

（6）要加强自我体察

在进行运动前，最好请医生较全面地检查一下自己的身体，做到充分了解自己，然后选择合适的锻炼方法。在锻炼期间要善于自我体察，注意自己的呼吸、血压、脉

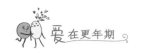

搏、锻炼后的自身感觉，防止不良反应发生。并定期体检，以便调整自己的锻炼方法，提高运动效果。

2. 赖床三式

赖床并不全是坏毛病。躺了一夜，全身肌肉、韧带大都十分松弛，各器官也在休息，特别是心脏功能还处在某种抑制状态。如果一觉醒来，立马起身，由于缺少从平静状态向活动状态的过渡，有时会出现问题。例如，血压波动，会引起头晕；心脏病患者，有可能诱发冠状动脉收缩，引起心绞痛；腰腿痛、颈椎或腰椎骨质增生的患者，有可能引起或加剧疼痛。因此，建议大家醒后先赖一赖床，做一点运动，这样既可以避免以上问题，又可以增加一次健身的机会，何乐而不为呢！

（1）赖床第一式——使劲伸懒腰

具体方法：睡醒后，双手握拳，尽量向头上伸展，身体和下肢也同时尽量伸展，并逐渐用力轮流向左右转体，大约持续10秒钟。

健身功效：伸懒腰，每个人天生就会，但它的作用大家也许并不知道。为什么人在疲劳时会不自觉地伸懒腰呢？原来，机体疲劳时，血液循环减慢，呼吸减弱，这时机体的血液和氧气供应就不充分了。而大脑对此最为敏

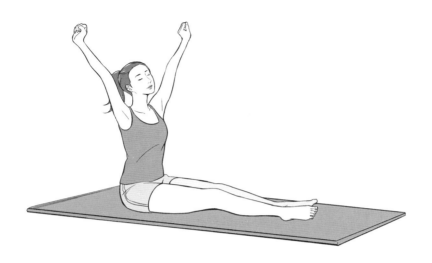

感，因此指挥身体通过伸懒腰的动作，尽量伸展身体，扩张胸廓，靠肌肉的收缩和呼吸的加深，促进血液循环，增加氧气供应，这样疲劳便会得到缓解。早上起床时伸伸懒腰可使身体从抑制状态平稳过渡到兴奋状态。

（2）赖床第二式——左右大扭身

具体方法：在"使劲伸懒腰"后，将身体变成左侧卧位，左腿伸直，右腿弯曲，从左腿上方跨过，并尽量远离左腿，最好置于床沿，双臂水平张开，将头部和上身有节奏地尽量向右侧扭转 5～10 次，在扭转的极限位置静止 5～10 秒钟。左右交替，重复一遍。

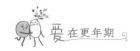

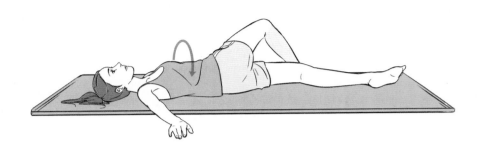

健身功效：现在睡软床的人越来越多，软床虽然舒服，但却是造成腰肌劳损和腰椎疾病的隐患。那些患有腰腿痛、腰椎骨质增生的人，睡软床就更不妥了。如果大家喜欢睡软床，作为一种弥补措施，可以在起床前做一下赖床第二式"左右大扭身"。这个动作可以牵拉腰背肌和颈肌，并使各个方位的肌力恢复平衡，对预防和缓解腰腿、颈背疼痛有积极的意义。

（3）赖床第三式——团身滚一滚

具体方法：左右大扭身结束后，于仰卧位将身体团起来，尽量弯腰、埋头，双手抱膝，静止10秒钟，接着缓缓上下滚动10～20次。团身滚一滚结束后，再做一遍使劲伸懒腰，然后起床。

健身功效：促使各部分肌力恢复平衡。

3. 洗漱前后不放空

建议做到"床边再坐半分钟，慢饮杯水再起立。'二便'排空轻轻松，冷水洗脸浸口鼻"。

具体方法：做完"赖床三式"后，转动身体，把双脚垂于床外，然后再坐起来，在床边静坐一会儿，使身体适应体位的变化，同时把前一天晚上就准备的一杯凉开水（大约300mL）慢慢喝下去，这可以帮助体内代谢产物的排泄，还有降低血液黏度的作用，能预防心脑血管疾病的晨间突然发作。但患有肾病、心力衰竭者不宜喝这么多水。

起来后，先如厕排空大小便，接着用冷水洗脸，并用手将水泼向鼻腔内（10 ~ 20次），再用冷水含漱数次。这样可以增强上呼吸道对寒冷的适应性及抗感冒能力。

4. 灶台前 —— 直体缓慢扭腰身

具体方法：两腿微微分开，稍挺胸收腹，身体正直，面部朝前，缓慢向左右扭动身体。

健身功效：直体左右扭腰，既不影响炒菜做饭，又有利于增加身体的柔韧性，还可以缓解站立过久的疲劳。

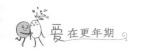

5. 洗洗涮涮 —— 轻蹲马步转转颈

具体方法：双腿自然分开，膝关节稍稍弯曲约成 135 度，轻微挺胸收腹。时间可长可短，如果累了就直起来。期间，可以做颈部轻微向左右方向转动的运动，对防治颈椎病也有益。

健身功效：做家务虽不能替代正规的有氧训练，但也有一定的健身作用。如果我们能在做家务的过程中，稍稍融入一些 1 分钟健身运动，就会为其增添保健色彩。就拿平时的洗洗涮涮来说吧，完全可以边洗碗边站马步，不仅可以增强大腿和腰肌的力量，还有利于保护膝关节。

6. 上班途中的健身操 —— 候车动动去心烦

等车时，人们常常翘首苦盼，你急车不急，感觉很心烦。其实，你再着急，车该什么时候来，还是什么时候来，与你的情绪毫不相干。因此，建议你每逢这个时候，干脆转移注意力，不管在公交站还是地铁站台上，练练"候车三招"。

（1）半蹲起

具体方法：两腿微分开，双手随意，可放于身体两侧，也可以背于身后，挺胸收腹，双膝弯曲至 90 度再伸

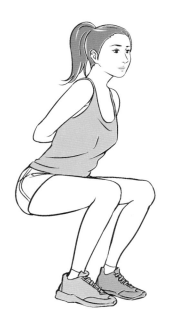

直，反复进行。根据等候时间，次数随意，但能够连续做
到1分钟为好。

（2）提踵

具体方法：两腿微分开或并拢，双手随意，可放于
身体两侧，也可以背于身后，挺胸收腹，反复做踮脚尖动
作，每次最好停留1～2秒钟。根据等候时间，次数随意，
但能够连续做到1分钟（30～60次）为好。

健身功效：主要作用是增强小腿后肌群的力量和踝关
节的稳定性。

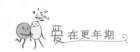

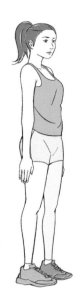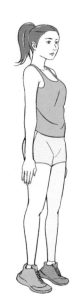

（3）直体扭腰

具体方法：两腿微分开，双手后背，挺胸收腹，身体保持正直，交替向左右缓缓扭动身体，每次扭转至能看见身体后面的事物时，尽量静止1～2秒钟。根据等候时间，次数随意，但能够连续做到1分钟（30～60次）为好。

健身功效：这个动作既能增强腰背肌的力量，又能增强腰部的柔韧性。它不同于一般的转腰运动，只在自己直立的空间运动，不会影响到身边的人，所以适合在公共场所进行。

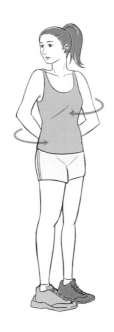

瑜伽练起来，抹淡岁月流逝的痕迹

瑜伽同样也可以缓解更年期症状，并可以静下心来感受自我。

第一步　冥想

瑜伽中的冥想，能让人在纷扰的生活中得到放空，帮

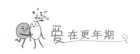

助人调整心绪，缓解压力，预防疾病。在冥想中练习腹式呼吸还能锻炼心肺功能。

第二步　颈部运动

具体方法：盘腿坐下，或站立，双肩保持平直不动。轻柔地低头和后仰，低头时下颌尽量贴近锁骨；头部向左方倾斜，让左耳贴近左肩，然后向右方倾斜，让右耳贴近右肩，不可耸肩；轻柔地将头向左做圆圈旋转，然后向右做圆圈旋转，先做小圆圈，再做大圆圈，不可用力过度。

健身效果：这个动作通过拉压，对颈部进行横向按摩，有助于增加颈部血液循环，缓解颈部的病痛。

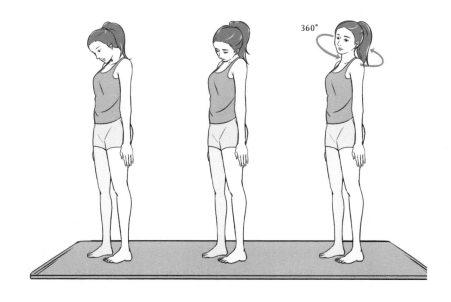

第三步　肘部练习

具体方法：坐姿或站姿，两臂向前伸出，与地面平行；两手掌心向上；两肘弯曲，用手尖轻拍肩头；打开双臂，向两侧伸出。

健身效果：放松肘部关节，强健臂部肌肉。

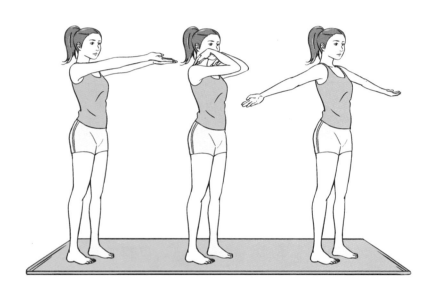

第四步　肩旋转式

具体方法：坐姿或站姿，两臂向两侧平举，和地面平行；将两手掌心转向上，弯曲两肘，一面把手指放在肩头

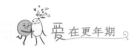

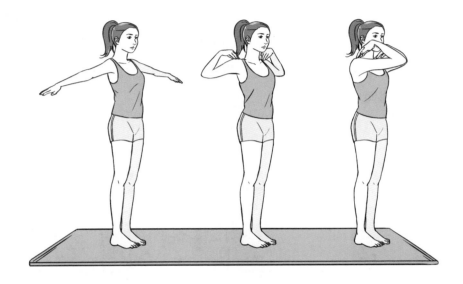

上，一面将肘部做圆圈旋转运动；开始时做小圆圈旋转运动，逐渐增大直到两肘在胸前范围相互触碰。

健身效果：扩展胸部，放松两肩关节。

第五步

第一式：风吹树式

具体方法：挺身直立，两脚并拢，两臂放在两侧；十指在胸前相交，两手高举过头顶，转动手腕，使掌心朝天；弯曲腰部，倾向左侧，然后倾向右侧。

健身效果：拉伸腿部肌肉，滋养上背部和肩部肌肉群，放松胸部，促进血液循环。

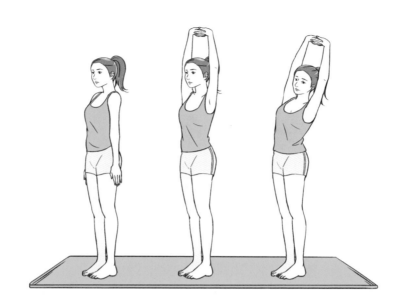

第二式：战士一式

具体方法：挺身直立，两脚并拢，两手放在颈后，十指相扣，先尽量向左侧侧弯，然后慢慢向右侧侧弯；两腿分开，双手合十，两臂高举过头顶，向左侧旋转，然后向右侧旋转；屈左膝，大腿与地板平行，右腿后伸，膝部挺直；然后反方向练习。

健身效果：拉伸腿部肌肉，滋养上背部和肩部肌肉群，放松胸部，促进血液循环。

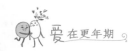
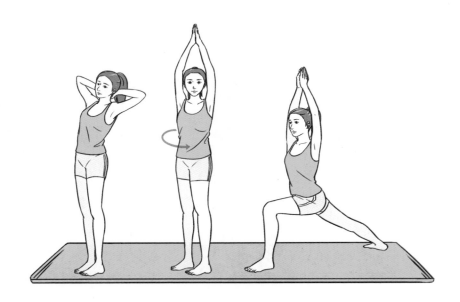

第三式：三角伸展式

具体方法：按基本三角式站立；呼气，上体向左下倾斜，左手指尽量触到左脚尖，右手指向天空，眼望右指尖，保持此姿势约10秒。吸气，身体缓缓回到中间位置；呼气，向相反方向做同样练习；吸气，回到中间位置。

健身效果：有利于增强身体的灵活性，减少腰部赘肉。

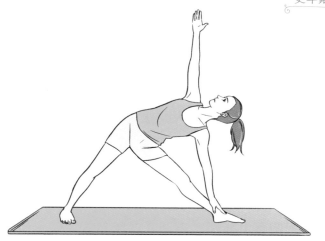

第六步　踝关节运动

具体方法：两脚并拢，站立，先伸出左脚，逆时针旋转一圈，再顺时针旋转一圈；再伸出右脚，做同样动作。

健身效果：有利于增加踝关节的稳定性。

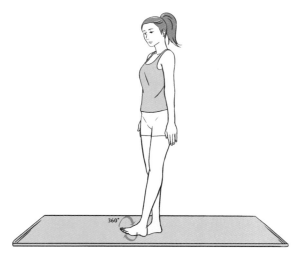

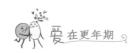

以激素替代为媒，平稳走过更年期

"吃激素不良反应太大！不能吃！"

"吃激素会发胖！"

"吃激素会上瘾！"

......

患者对于"激素"的抗拒，让妇科内分泌医生陷入尴尬的处境，绝经激素治疗真的有这么可怕吗？

1. 此激素非彼激素

目前人体内被发现的激素有 200 多种，都是维持人体正常机能必不可少的。生活中普遍被大家知晓的激素往往指的就是肾上腺皮质激素，如地塞米松，泼尼松等，在临床上运用广泛且疗效显著，同时也会带来一些不良反应，如发胖、机体抵抗力下降、骨质疏松症、股骨头坏死等，导致大家谈激素色变！这里要告诉大家的是，缓解绝经相关不适使用的是性激素，此激素非彼激素！

2. 那性激素又是什么呢？

性激素包括雌激素、孕激素、雄激素，是女性的三大激素。雌激素，是绝经期女性补充激素的主要成分，不仅可以改善围绝经期不适症状，还可以保护心血管、减少骨丢失、改善机体代谢、预防老年痴呆等。孕激素，主要是拮抗雌激素对子宫内膜的增殖作用，用于保护子宫内膜。雄激素，仅用于有性冷淡或性唤起障碍的部分绝经妇女，应用需慎重！

3. 缺乏雌激素，有哪些症状？

绝经的本质是卵巢功能的衰退，卵巢分泌的雌激素大幅度波动或急剧下降引发一系列生理机能的改变，据研究报道，有 50% ～ 70% 的女性有绝经相关症状，如月经异常、血管舒缩功能障碍、神经精神症状、泌尿生殖道萎缩、骨质疏松症等。

4. 绝经激素治疗（MHT）有哪些好处？

（1）有效改善更年期症状，如乏力、潮热、失眠、骨头酸痛等。

（2）有效改善泌尿生殖道萎缩相关症状，如尿失禁、

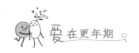

性生活困难、反复阴道炎等。

（3）有效防治骨质疏松症。

（4）有效降低心血管疾病的发生率和全因死亡率。

（5）有效降低老年痴呆风险。改善胰岛素抵抗，降低糖尿病风险。

5. 绝经激素治疗会发胖吗？

激素受体遍布女性全身，雌激素能够维持女性外观，有月经的女性脂肪主要堆积在臀部和大腿，形成梨形体态，使曲线优美。绝经后的女性由于雌激素的缺乏，脂肪发生了二次分布，喜欢堆积于腰间，则形成了苹果形的体态，雌激素的缺乏可致女性形体发生改变，因此认为雌激素治疗会导致发胖是不成立的。

6. 绝经激素治疗不良反应很大吗？

绝经激素治疗最大的问题是血栓和乳腺癌风险。已有研究表明，亚洲人绝经激素治疗发生血栓的风险远低于欧美国家人群，可能与人种、遗传相关。2016 年 IMS（国际绝经协会）指出口服激素治疗会增加静脉血栓栓塞事件风险，但其在 60 岁以下女性中绝对风险极低。激素治疗中孕激素成分可能会增加乳腺癌的风险，但可以选择天然的孕激素使乳腺癌的风险更低。此外，使用绝经激素治疗的女性应至少每年进行1次个体化危险／受益评估，决定是否继续治疗或长期应用。

7. 绝经激素治疗，什么时候开始用？怎么用？

最佳使用时期：60岁前或绝经10年内，益处大于风险。

目前市场上激素药物种类繁多，有人工合成的，有天然的；有单一制剂的、有复合制剂的；使用方法有口服的，有经皮吸收的，有经阴道的。专业的妇科内分泌医生会评估您是否有绝经激素治疗的适应证，并排除禁忌证后根据您自身的情况，选择最适合您的个体化方案，所以请在专业妇科医师的指导下使用绝经激素治疗。

此激素非彼激素！绝经后女性缺少的是性激素，治疗使用的也是性激素！绝经激素治疗不可怕，更不会上瘾！只要严格掌握适应证，排除禁忌证，个体化、规范化地应用，定会使绝经期女性获益多多。

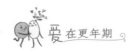
中医话更年期

　　《黄帝内经》讲："女子七岁，肾气盛，齿更发长。二七，而天癸至，任脉通，太冲脉盛，月事以时下，故有子。三七，肾气平均，故真牙生而长极。四七，筋骨坚，发长极，身体盛壮。五七，阳明脉衰，面始焦，发始堕。六七，三阳脉衰于上，面皆焦，发始白。七七，任脉虚，太冲脉衰少，天癸竭，地道不通，故形坏而无子也。"这段就是对女性生理周期的阐述，每七年发生一次重大变化，形象地描述了女性的发育阶段。

　　女性在绝经期前后，围绕月经紊乱或绝经，出现如烘热汗出、烦躁易怒、潮热面红、眩晕耳鸣、心悸失眠、腰背酸楚、面浮肢肿、皮肤蚁行感、情志不宁等症状，统称为绝经前后诸症，也就是我们常说的更年期综合征。

在绝经前后这个阶段，由于生理基础是肾气渐衰，天癸渐竭，再加之体质因素即肾阴阳不平衡，又由于个性特征、情志不调、疾病、营养、劳逸、环境等诱因，就出现了多种多样的更年期症状。

病机以肾虚为主，常见肾阴虚，肾阳虚，肾阴阳俱虚，并可累及心、肝、脾。所以主要辨证肾的阴阳虚衰以及心、肝、脾的失调，然后平调肾中阴阳，并且一定要重视情志因素。

肾阴虚证表现为月经周期紊乱，月经量多，或者量不多但持续时间长，经血鲜红；头晕目眩，耳鸣，头部面颊阵发性烘热汗出，五心烦热，腰膝酸疼，足跟疼痛，或皮肤干燥、瘙痒，口干便结，尿少色黄；舌红少苔，脉细数。治疗原则就是滋养肾阴，佐以潜阳。常用方药是左归丸加减；肝肾阴虚者用杞菊地黄丸；心肾不交者，用百合地黄汤合甘麦大枣汤合黄连阿胶汤。中成药用坤泰胶囊。

《中医药膳与食疗》中介绍生地黄精粥可以食疗，原料包括生地黄 30g，黄精（制）30g，粳米 30g。做法：先将前两味药水煎去渣取汁，用药汁煮粳米为粥，早晚服。食时可加糖少许。

肾阳虚证表现为月经量多，经血黯淡，或月经持续时间长；精神萎靡，面色晦暗，腰脊冷痛，小便清长，夜尿

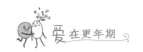

频数，或面浮肢肿；舌淡，或胖嫩，边有齿印，苔薄白，脉沉细弱。治疗原则是温肾扶阳。常用方药是右归丸。中成药是金匮肾气丸。

《中医药膳与食疗》中介绍二仙烧羊肉可以食疗，原料包括仙茅15g，淫羊藿15g，生姜15g，羊肉250g，盐、食油、味精各少许。做法：先将羊肉切片，放砂锅内加入清水适量，再将仙茅、淫羊藿、生姜用纱布裹好，放入锅中，文火烧羊肉烂熟，入佐料即成。食时去药包，食肉饮汤。

肾阴阳俱虚证表现为月经紊乱，量少或多；乍寒乍热，烘热汗出，头晕耳鸣，健忘，腰背冷痛；舌淡，苔薄，脉沉弱。治疗原则为阴阳双补。常用方药为二仙汤合二至丸加减。

肾虚肝郁证表现为烘热汗出，伴情志异常如烦躁易怒，或易于激动，或精神紧张，或郁郁寡欢；腰酸膝软，头晕失眠，乳房胀痛，或胁肋疼痛，口苦咽干，或月经紊乱，量少或多，经色鲜红；舌淡红，苔薄白，脉弦细。治疗原则为补肾疏肝。常用方药是滋水清肝饮加减。中成药是左归丸合逍遥丸。

阴虚火旺证表现为烘热汗出，心烦易怒。手足心热，面部潮红，口干便秘，懊恼不安，坐卧不宁，夜卧多梦善惊，月经提前、量少，色红质稠。舌红，少苔，脉细数。治疗原则是滋阴降火。常用方药为知柏地黄汤加减。中成药是坤宝丸。

总而言之，"阴平阳秘，精神乃治"，也就是说阴与阳相互对抗、相互制约和相互排斥，以求其统一，取得阴阳之间相对的动态平衡，至关重要。

《黄帝内经》中有一段话："恬淡虚无，真气从之，精神内守，病安从来？"恬淡虚无是一种平和的心态，这个是非常重要的。

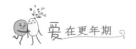

回归爱的港湾 —— 家庭

在多年的临床实践当中，妇科专家们有个惊喜的发现——那就是当丈夫陪伴着患者来看更年期的时候，她的更年期症状可以好得更快。所以，在这里我们有了深深的思考，就是家庭关系在疗愈更年期症状当中的重要作用。

经营好自己的婚姻 —— 女性

更年期女性要充分了解到自己目前的状态是一种正常的更年期现象，并且认识到由于体内雌孕激素的缺乏会引起一些生理和心理上的反差，要积极寻求一些更加健康、规律的生活方式。可以在平淡的生活中重新寻找与配偶的一些共同的爱好点，利用空余时间两人共度时光，通过适当的语言和思想上的沟通交流，增加彼此的亲密感和依赖感。要懂得经营生活，改变固定的相处模式，消除夫妻之间的疲惫，有效增进夫妻之间的亲密度。妻子可以多体贴、谅解自己的丈夫，多站在对方的立场上考虑问题，多关心对方，这样双方都可以感受到家的温暖。

家庭的重要角色 —— 配偶

在几十年的共同生活当中，大家对彼此的习性都非常了解，一旦到了更年期，有细微的变化，最先察觉的就是对方，而能够最先提供帮助的也是对方。但各位先生，怎么才能知道你的另外一半在犯"更"呢？

40 ～ 50 多岁的年纪，你的爱人原本月经规律，突然月经不来了，或者是姗姗来迟；本来是通情达理的，现在固执钻牛角尖；本来是温柔和气的，现在是火暴脾气，或者是天天闷闷不乐；本来是睡眠挺好的，现在怎么也睡不着觉，夜里热醒了，还折腾你。这就是"更"了！

这个时候你怎么办？作为家里的半边天，她发挥着尤为重要的作用。可千万别对着干，对着干的结果是，她受伤、你受伤、家庭受伤！做好丈夫的角色，要"从我做起"，将心比心，把妻子的烦恼放在心上；要为子女做好榜样，抽时间帮妻子做家务，体贴妻子；避免伤害妻

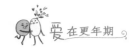

子的感情，不要冷嘲热讽，不要说一些"你真是莫名其妙""怎么那么啰唆"之类的话。多多倾听，让她诉说。她诉说的时候，这些苦闷不满讲出来了，你的鼓励和抚慰，对她来说是缓解更年期症状的良药；你也可以陪着她一块儿出去运动，在锻炼的时候，互相鼓励，两个人都健康了。

当然如果你已经如此努力了，妻子还是特别折腾，那就要寻求医生的帮助，医生会尽心尽力地帮助你们。通过和医生的沟通、交流，你会了解到，噢，更年期就这么回事啊，我们有这么多的办法来解决更年期（症状），那就事半功倍了。

当更年期遇到青春期 —— 子女

家庭是我们情感的归宿地，是温暖的代名词。如果在家庭中受到冷落与歧视，对普通人来说都会非常痛苦，更不用说是更年期的女性了。

让我们一起来听听刘女士的故事吧 —— 更年期与青春期的碰撞。

昨晚我最终因为孩子的"拖沓"及"慵懒"发了火。

正在读初中的闺女，从昨天回家开始，就一直在各个屋子里晃来晃去，不帮忙做家务，也不打开书包学习，一副无所事事的样子。

我越看越窝火，说了她几句没效果，最终没控制住自己向她吼了几句，而正值青春期的她也遗传了她父亲东北汉子的彪悍。就这样，我们娘俩的战争一触即发，火药味十足。闹完这出后，我的失眠、烦躁更加明显了，在家里瞅谁都不顺眼。

难道真的到了更年期和青春期相遇的时候啦？人到中年了，真到了更年期，该怎么控制自己？孩子也正是青春叛逆期，一个个性鲜明爱冲动，一个絮絮叨叨爱心烦，彼此稍微看不上对方就会发生冲突，火赶火，我是怎么也佛系不起来，长久下去家庭就会变成战场啊！想想真恐怖。

女人这一生当中有两个难关，一个是青春期，一个是更年期。青春期是从儿童期向育龄期过渡的时期，多表现为叛逆；而更年期是从育龄期向老年期过渡的时期，多表

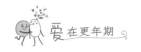

现为折腾。当青春期遇到更年期，那便是针尖对麦芒，老少俩霸王。所以，我们该怎么办？

当然，作为成人的我们，首先要摆正自己的心态，正确认识更年期，开怀容纳更年期，当导火索要引燃时，及时止步，做一些其他的事情或者暂时离开以分散注意力，将火苗浇灭在萌芽状态。再者，对于这两个特殊时期的人群，彼此理解很重要，我们不要把自己的思想强加在孩子身上，不要有"你还小，我们都是为了你好"的口头禅，随着孩子一天天长大，他们的世界观正在逐步形成，独立思想的小苗苗也在逐渐成长。作为父母，特别是孩子从小一直依赖的母亲，要学会倾听孩子的心声，学会询问孩子的要求，不要着急反驳或否定，否则您将无法走进他们的心里，还会离孩子越来越远，有可能让你们的矛盾加深。对于孩子做出的决定，您可以帮忙分析利弊，提出一些宝贵意见，在合理范围内可以尝试放开双手，让他们自己去闯荡，经历一些挫折失败未必不是一件好事。还要记住一定要告诉他：你们是爱他的。努力做到充分尊重、耐心倾听、竭力克制。让更年期与青春期完美"融合"起来。

来自家庭的爱是治愈更年期综合征的润滑剂，有助于身体症状的改善。当你带着这种爱，走向社会的时候，这种爱，也会传递到身边的每一个人。女性朋友不要有过多的心理压力，应该积极投入自己的生活和工作中，保持良好的情绪。爱的力量是伟大的，在这种友爱和睦的环境中，相信您一定会愉快度过更年期，不是在海上风雨飘摇着挣扎，而是停靠在温暖的港湾享受。

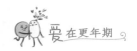

写在尾声 —— 聚焦在改变

　　更年期是每个女性必经的历程，它是一个自然而然的生理过程，是人生的一部分。当它来临，它会以特有的方式提示你，属于你的变更期到来了。

　　也有很多女性借由更年期带来的变动的力量（不破不立），反而积极调整与省思，让它成为自己改变与跃升的良机。身处其中的姐妹们，当你们慢下奔波、忙碌的脚步，回归到自我的中心，学会与身心对话，全然地接纳自己、疗愈自己，并寻求鼓励与支持的力量；在适当的时机，静下心来，好好检视你过往的生活，弥合曾经的伤痛，放下那些无谓的负累，顺由情绪带来的信息，去感知想做的事情、想去达成的愿望……在感知、探究中，会给你带来安稳与希望，你就会有动力去找寻方法，拉近现实与目标的距离，并接纳你所有的遭遇，用自己已经拥有的一切，去逐步达成一个又一个目标，去圆满你的生活。

当我们平静下来，更可能在对孩子的培养教育中，在对年轻人的关心、支持与传承中，体现出身为年长者的作用与价值，并不断在工作生活中展现出我们的经验、智慧、与创造力。

接纳，就是如实地承认我的真实状况、我的自顾不暇、我的敏感脆弱……就是如实地感知自己的种种不易和想要好起来的迫切心情，以及那些对抗与懊恼。这份接纳与看见，便会在心中生出一个转化的空间，从中升起转变与安抚的力量，这非常重要。因为很多时候"我们解决问题的努力反而维持了问题"，甚至制造了新的问题。因此想要改变，就必须来到这里，从这里出发，温和地引领自己走向不同的方向。

总之，更年期是正向的过程，不"恐怖"，好"可爱"；不"深奥"，好"简单"。只要我们正确认识它，坦然接受它，它会为你展现出一片完全不同的天地。当你能够领会到生命给你带来的更年期的智慧的时候，更年期的困惑就迎刃而解了。当你用积极的态度去拥抱它的时候，它回报你的不再是挫败，而是自信、律

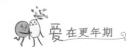

动、温馨和喜悦，还有青春年少的延长，和金色年华的开启。

让我们在更年期遇到更加自在和有活力的自己，让我们共同拥有幸福美满的生活。加油，更年期女性！